Sitzungsberichte
der Akademie der Wissenschaften
der DDR
Mathematik – Naturwissenschaften – Technik

7 N

1986

Fortschritte in der Immunprophylaxe

AKADEMIE-VERLAG BERLIN

THEORIA CUM PRAXI

·Sitzungsberichte
der Akademie der Wissenschaften
der DDR
Mathematik — Naturwissenschaften — Technik

Jahrgang 1986 · Nr. 7/N

Fortschritte in der Immunprophylaxe

AKADEMIE-VERLAG BERLIN
1986

Vorträge gehalten auf dem Kolloquium anläßlich der Vollendung des 70. Lebensjahres von Rosemarie Albrecht, Ordentliches Mitglied der Akademie der Wissenschaften der DDR, und des 80. Lebensjahres von Heinz Röhrer, Ordentliches Mitglied der Akademie der Wissenschaften der DDR, am 28. März 1985

Herausgegeben im Auftrage
des Präsidenten der Akademie
der Wissenschaften der DDR
von Vizepräsident Prof. Dr. Heinz Stiller

ISBN 3-05-500015-3

ISSN 0138-3965

Erschienen im Akademie-Verlag Berlin, DDR-1086 Berlin, Leipziger Str. 3–4

Lizenznummer: 202 · 100/214/86
Printed in the German Democratic Republic
Gesamtherstellung: VEB Druckhaus Köthen
LSV 2055
Bestellnummer: 763 630 5 (2010/86/7/N)
00450

Inhalt

Rudolf Baumann

Laudationes *

Sehr verehrte, liebe Frau Albrecht,
sehr verehrter Herr Röhrer,
sehr verehrter Genosse Präsident,
meine Damen und Herren, liebe Genossen!

Die Mitglieder der Klasse Medizin freuen sich sehr, heute die beiden Jubilare, die vor kurzem ihren 70. bzw. 80. Geburtstag feierten, willkommen zu heißen.

Wir freuen uns besonders, den Präsidenten der AdW der DDR, das Mitglied des ZK der SED Genossen Prof. Dr. Werner Scheler begrüßen zu können.

Den Mitgliedern der Klasse Medizin ist es ein aufrichtiges Bedürfnis, diese wissenschaftliche Veranstaltung in Würdigung des Schaffens und der Verehrung der Persönlichkeit unserer Jubilare zu widmen.

Gestatten Sie mir, zunächst Ihr Wirken, sehr verehrte Frau Albrecht, als Klinikerin und Hochschullehrerin zu würdigen. Am 19. 3. 1915 wurden sie in Cobe/Japan geboren. Sie studierten in Rostock, Hamburg und Jena Medizin. Nach Abschluß des Staatsexamens und Ihrer Promotion begannen Sie 1942 unter Leitung von Prof. Zange an der HNO-Klinik in Jena Ihre Facharztausbildung.

1948 habilitierten Sie sich und wurden als Dozentin für Ihr Fachgebiet berufen. 1954 erhielten Sie eine Professur mit Lehrauftrag an der neugegründeten Medizinischen Akademie in Erfurt und wurden zum Direktor der Hals-Nasen-Ohren-Klinik ernannt. Schon damals zeugte die nach Ihren Vorstellungen errichtete HNO-Klinik von Ihren organisatorischen Fähigkeiten und bewies Ihren Willen, dieses Fachgebiet unter modernen allgemein-medizinischen und wissenschaftlichen Perspektiven zu entwickeln. 1957 folgten Sie der Berufung an Ihre alte Wirkungsstätte und waren als Lehrstuhlinhaber und Direktorin in der HNO-Klinik der Friedrich-Schiller-Universität in Jena bis zu Ihrer Emeritierung am 31. 7. 1975 tätig.

Es ist im Rahmen einer Laudatio nicht möglich, alle Arbeiten und Forschungsergebnisse zu erwähnen, die Ihr persönliches Profil als Arzt und Wissenschaftler prägten. Nur einige seien genannt. Sie haben wesentlich dazu beigetragen, den Fortschritt der Oto-Rhino-Laryngologie zu fördern, das betrifft z.B. moderne mikrochirurgische Techniken, besonders bei Innenohr-Operationen, ferner Probleme der

* Vorgetragen von GÜNTER PASTERNAK, Ordentliches Mitglied der Akademie der Wissenschaften der DDR .

Infektionsbekämpfung und Antibiotika-Therapie der HNO-Krankheiten, ferner Arbeiten über die Entstehung und Beeinflussung thrombotischer Prozesse des Sinus cavernosus retroorbitaler Genese, Fragen der Ätiologie und Pathogenese von Leukoplakie, Präkanzerosen und der Kanzerogenese. Letztere wurde zu einem Ihrer Hauptarbeitsgebiete, die die Geschwulstbildung und Geschwulsttherapie des Nasen-Rachen-Raumes betrafen. Sie haben so seinerzeit in dem Handbuch für die Hals-Nasen- und Ohren-Heilkunde das vielbeachtete Kapitel über die Nasen-Rachen-Tumoren geschrieben. Lassen Sie mich noch erwähnen, daß Sie große Erfolge in der ohrenärztlichen Traumatologie und der Hypophysektomie hatten. Hohe Anerkennung fanden nicht nur Ihr Leitungsstil als Klinikdirektor und die große Qualität der medizinischen Betreuung Ihrer Klinik, sondern auch die Ausbildung Ihrer Schüler, die sich heute z.T. in leitenden Positionen befinden, sei es als Lehrstuhlinhaber in Rostock, Greifswald oder Halle oder als Chef- bzw. Oberärzte in Bezirks- und Kreis-Krankenhäusern.

1967 wurden Sie zum Ordentlichen Mitglied der Akademie der Wissenschaften gewählt. Und ich möchte nicht versäumen, einige Kernsätze aus der Laudation der Klasse Medizin, die zu Ihrer Wahl führten, zu wiederholen.

Es heißt hier: „Frau Prof. Albrecht besitzt die Eigenschaften einer außergewöhnlichen, absolut integeren Persönlichkeit. Sie hat in ihrer bisherigen Tätigkeit bewiesen, daß sie der Entwicklung der modernen Medizin in wissenschaftlicher, gesellschaftlicher, politischer und technisch-organisatorischer Beziehung, nicht nur zu folgen, sondern sie auch induktiv zu befruchten vermag."

Seit Ihrer Zugehörigkeit zur Klasse Medizin haben Sie, sehr verehrte Frau Albrecht das wissenschaftliche Leben unserer Klasse durch Ihre Beiträge stets angeregt. Darüber hinaus zeugen Ihre zahlreichen Publikationen und Vorträge auf nationalen und internationalen Kongressen für Ihre hohe wissenschaftliche Produktivität.

Ihre hervorragenden Leistungen, sehr verehrte, liebe Frau Albrecht, haben zahlreiche Ehrungen erfahren. Sie sind Verdienter Arzt des Volkes, Nationalpreisträger, Träger des Vaterländischen Verdienstordens, Ehrenmitglied verschiedener nationaler und internationaler Gremien und Mitglied der „Leopoldina". Erst jüngst wurden Sie zum Doktor der Medizin ehrenhalber der Friedrich-Schiller-Universität Jena gewählt.

Die Mitglieder der Klasse Medizin wünschen Ihnen, sehr verehrte Frau Albrecht, noch viele erfolgreiche frohe und glückliche Jahre inmitten aller Ihnen wohlgesonnenen Menschen, nicht zuletzt aber im Kreise der Mitglieder der Akademie der Wissenschaften der DDR.

Sehr verehrter Herr Röhrer, Ihnen gelten als unserem ältesten Jubiliar nun die weiteren Grüße und Glückwünsche der Mitglieder unserer Klasse Medizin. Sie sind, lieber Herr Röhrer, am 23. März 80 Jahre geworden. In Leipzig geboren, haben Sie dort von 1924 bis 1928 das Studium der Veterinärmedizin an der Leipziger Universität durchgeführt und auch dort promoviert.

Sie begannen Ihre wissenschaftliche Tätigkeit an einem preußischen Institut für

Tierhygiene und wurden 1930 als wissenschaftlicher Assistent in der staatlichen Forschungsanstalt der Insel Riems für zwei Jahre tätig.

Weitere Stationen Ihrer wissenschaftlichen Laufbahn waren dann das Institut für Tierhygiene der Universität Freiburg, 1936 bis 1938 stellvertretender Leiter des staatlichen Veterinäruntersuchungsamtes in Köln, dessen Direktorat Sie bis 1942 inne hatten. 1942 erfolgte Ihre Habilitation an der Universität Köln und Ihre Ernennung zum Dozenten für Tierpathologie. Im selben Jahr folgten Sie dem Ruf des Präsidenten der Reichsforschungsanstalt der Insel Riems als Abteilungsleiter und Professor für Pathologie, dessen Direktor Sie später wurden. 1948 bis zu Ihrer Emeritierung im Jahre 1970 wirkten Sie als Präsident des Forschungsinstituts für Tierseuchen der Akademie der Landwirtschaftswissenschaften der DDR. In Ihrer veterinärmedizinischen und wissenschaftlichen Tätigkeit erwarben Sie sich, sehr verehrter Herr Röhrer, hohes Spezialwissen auf den Gebieten der Tierpathologie, der Nahrungsmittelkontrolle und der Tierseuchenbekämpfung. Somit war die Basis gegeben für Ihre außergewöhnlichen Forschungsleistungen, die Sie auf der Insel Riems, adaptiert an die Produktionsverhältnisse der DDR, zu international anerkannten Ergebnissen auf dem Gebiet der Virologie und Mikrobiologie erbrachten. So war es folgerichtig, daß das Institut den ehrenvollen Namen „Friedrich-Löffler-Institut" erhielt. Sie vermochten, leistungsfähige und kreative Wissenschaftler um sich zu scharen und die Aufgaben der Virusforschung auf die Belange der neuen landwirtschaftlichen Erfordernisse in der DDR auszurichten.

Die schnelle Entwicklung der sozialistischen Landwirtschaft und der damit verbundenen Intensivtierhaltung benötigten dringend einen zuverlässigen Schutz vor den großen Tierseuchen. Der hochleistungsfähige Maul- und Klauenseuchen-Impfstoff, der eine Flächenimpfung zuließ, war Zeugnis Ihrer effektiven Forschungstätigkeit, die nun eine planbare intensive Rinderwirtschaft ermöglichte.

Sie verbanden Ihre Forschungstätigkeit mit der Wahrnehmung einer Professur des Lehrstuhls für Virologie an der Ernst-Moritz-Arndt-Universität Greifswald und mit der Funktion als Ordentliches Mitglied der Akademie der Landwirtschaftswissen schaften und Sekretär der Sektion Veterinärmedizin (von 1957 bis 1969).

1955 wurden Sie, verehrter Herr Röhrer, als Ordentliches Mitglied der Akademie der Wissenschaften und der Klasse Medizin gewählt. 1957 erfolgte die Mitgliedschaft an der „Leopoldina". Ihr wissenschaftliches Wirken wurde durch zahlreiche Publikationen belegt. Besonders hervorzuheben ist die Herausgabe des Handbuches der Viruskrankheiten, die Redaktion der Zeitschrift „Archiv für experimentelle Veterinärmedizin" und die Beiträge über Infektionskrankheiten des 1984 erschienenen „Handbuches der Inneren Medizin".

Man kann sicher mit Recht sagen, daß Heinz Röhrer der international unbestrittene Pionier der systematischen Immunprophylaxe gegen die Maul- und Klauenseuche und die Schweinepest ist.

Für seine großen wissenschaftlichen Leistungen wurden Sie, Herr Röhrer von unserem Staat hoch geehrt.

Bereits 1951 erhielten Sie im Riems-Kollektiv den Nationalpreis 1. Klasse. 1954 folgte der Nationalpreis 2. Klasse, ferner wurden Sie mit dem Vaterländischen Verdienstorden und dem Orden „Banner der Arbeit" ausgezeichnet.

1970 verlieh Ihnen die Karl-Marx-Universität und 1965 die Ernst-Moritz-Arndt-Universität die Ehrendoktorwürde.

Sie sind Ehrenmitglied verschiedener wissenschaftlicher Gesellschaften, Fellow der Royal Society of Medicine und Träger der Kopernikus-Medaille der polnischen Akademie der Wissenschaften.

Die Älteren unter uns haben Sie, sehr verehrter Herr Röhrer, oft als diskussionsfreudigen Partner in der Klasse Medizin erlebt. Die Mitglieder der Klasse Medizin wünschen Ihnen, daß Sie sich weiterhin guter Gesundheit erfreuen und Ihre Kreativität sowie Lebensfreude erhalten bleiben und Sie im Kreise der Ihnen nahestehenden Menschen an der Seite Ihrer verehrten Gattin noch viele glückliche Stunden erleben mögen und sich auch weiterhin der von Ihnen so geliebten Natur erfreuen können.

So lassen Sie mich denn, liebe Frau Albrecht und lieber Herr Röhrer schließen mit einem — mutatis mutandis — unserer heutigen Zuwendung modifizierten kleinen Epilog, den Goethe Schillers „Glocke" zudachte:

„Wie schön gesellig, verehrte Jubilare,
die guten Tag gezeigt,
wie bald Ihr Ernst, anschließend,
wohlgefällig,
zur Wechselrede heiter sich geneigt,
bald raschgewandt, geistreich und sicherstellig
der Lebensplane tiefen Sinn erzeugt
und fruchtbar sich in Rat und Tat ergossen;
das haben wir erfahren und genossen."

Theodor Hiepe

Immunprophylaxe in der Parasitenbekämpfung

Herr Präsident,
Herr Vorsitzender,
hochgeschätzte Frau Professor Albrecht,
hochgeschätzter Herr Professor Röhrer,
verehrte Mitglieder der Klasse Medizin, verehrte Gäste!

Beide Jubilare, Frau Professor Albrecht und Herr Professor Röhrer, haben — aus ganz verschiedenem Blickwinkel — Einblick in die Parasitologie genommen. Frau Prof. Albrecht hat über die Tropenmedizin die Probleme unseres Fachgebietes sehr früh kennengelernt. Herr Prof. Röhrer stand lange Zeit am Schaltpult der veterinärmedizinischen Forschung unseres Landes; er vermochte die parasitologischen Fragen aus der Gesamtsicht der Veterinärmedizin, aber auch mit den Augen des Pathologen zu überschauen.

Gestatten Sie, daß ich Ihnen das Vortragsthema „Immunprophylaxe in der Parasitenbekämpfung" zunächst begründe und Ihnen dann unsere Auffassung hierzu und den derzeitigen Kenntnisstand skizziere — sowohl aus gesamtparasitologischer als auch tiermedizinischer Betrachtungsweise:

Zunächst einige Vorbemerkungen.

- Immunreaktionen stellen ein Wesensmerkmal parasitärer Infektionen dar. Unter dem Sammelbegriff Parasiten sind 3 heterogene Erregergruppen — pathogene Protozoen und Arthropoden sowie Helminthen — vereinigt.
- Nach der 1981 vorgenommenen Neueinteilung der Organismen in 5 Lebensreiche — Monera, Protocista, Fungi, Animalia, Plantae — von Margulis und Schwartz gehören nur noch die metazoischen Helminthen und Arthropoden dem Tierreich an, während die eukaryotischen Protozoen (zusammen mit Protophyten) ein eigenes Reich, die Protocista, bilden. Die Auffassung, daß bei Parasitenbefall (im Gegensatz zu Virus- und Bakterien-Infektionen) animales Protein vom Erreger auf animales Protein vom Wirt trifft, gilt nunmehr nur noch für Helminthen- und Arthropoden-Infektionen.
- Wir gehen davon aus, daß die Immunitätsvorgänge bei parasitären Infektionen prinzipiell denen bei Virus- und Bakterien-Infektionen gleichen.

Bei Parasiteninfektionen gibt es aus immunologischer Sicht einige beachtenswerte Besonderheiten: das Phänomen der Prämunität und die Rolle des IgE.

Zur Prämunität:

Eine Besonderheit der Immunvorgänge bei parasitären Infektionen besteht darin, daß eine Immunitas sterilisans, d.h. eine Immunität, die vor Reinfektionen schützt, nur in seltenen Fällen ausgeprägt ist. In der Regel liegt eine Immunitas nonsterilisans, d.h. eine Immunität, die lediglich Superinfektionen Einhalt gebietet, vor; hierfür wurde 1921 von Sergeant (Hiepe, 1981) die Bezeichnung Prämunität (syn. Prämunition Infektionsimmunität) geprägt. Die Prämunität ist an das Vorhandensein lebender Parasiten bzw. deren Stoffwechselprodukte im Wirtsorganismus gebunden. Die Intensität der Immunreaktionen ist oftmals abhängig vom jeweiligen Sitz der Parasiten im Wirtsorganismus: je inniger der Erreger mit den Geweben des Wirtes in Beziehung steht, umso stärker sind Reaktionen seitens des Wirtes zu erwarten. Die besten Voraussetzungen sind bei sog. Gewebeparasiten gegeben, während dagegen im Darmlumen oder auf der Haut lebende Parasiten mitunter nur relativ schwache Immunreaktionen auslösen. Dazwischen steht die Gruppe von Parasiten, die während ihrer Entwicklung eine Körperwanderung durchläuft bzw. in deren Lebenszyklus eine histotrope Phase eingeschaltet ist. Diese Erreger-Arten geben über längere Zeit antigenwirksame Stoffwechselprodukte an das Wirtsgewebe ab und stimulieren damit das Abwehrsystem; ihre immunogenen Eigenschaften sind allerdings unterschiedlich zu bewerten. Als besondere Form der Prämunität tritt im Verlauf bestimmten parasitärer Infektionen das sog. Self-cure-Phänomen (Selbstheilung, Selbstreinigung) auf; dies ist nachgewiesen bei bestimmten Nematoden-Arten.

Zum IgE:

Dieser Immunglobulin-Klasse ist bei einer großen Anzahl von Parasiteninfektionen — z.B. bei weitverbreiteten Helminthen-Arten, wie Ascaris lumbricoides, Ascaris suum, Schistosoma mansoni, Echinococcus granulosus — große Bedeutung beizumessen. IgE-Reaktionen induzieren bekanntlich Mastzellen zur Histamin-Ausschüttung mit nachfolgendem Anstieg der Kapillar-Permeabilität und entzündlichen Gewebsreaktionen. Durch IgE-Einwirkung vermag humorales IgG auf diese Weise z.B. direkt auf Intestinal-Helminthen schädigend einzuwirken, wobei zunächst eine Depression von deren Eiproduktion einsetzt, bevor die Helminthen selbst eliminiert werden.

Der Immunologe Anders (1982) hat die Parasiten-Antigene nach parasitologischen und biochemischen Kriterien kategorisiert (Tabelle 1).

Zur Frage der pathogenen Immunreaktionen bei Parasiteninfektionen:

- Eine Anzahl parasitärer Infektionen ist von allergischen Reaktionen begleitet: Erscheinungen vom Soforttyp treten beispielsweise regelmäßig beim Kontakt mit Ascaris spp.-Allergen auf. Die chronische Toxoplasma gondii-Infektion hingegen repräsentiert den Spättyp.
- Autoimmunreaktionen. Auch bei parasitären Infektionen können Bedingungen auftreten, die zur Entstehung von Autoimmunreaktionen führen, wobei die Immuntoleranz gegen körpereigene Substanzen gestört ist.

Gegen die Immunabwehr des Wirtes vermögen Parasiten ihrerseits verschiedene Abwehrmaßnahmen zu entfalten in Form von Enzystierung, Immunsuppression, Antigenvarianz (!), molekularer Mimikry, Maskierung sowie Ausweichen in Wirtsorgane bzw. -gewebe, die dem Wirtsabwehrmechanismus nicht oder nur wenig zugänglich sind.

Tabelle 1 Kategorien der Parasitenantigene (nach Anders et al. 1982)

Parasitologische Kriterien

1. Herkunft/Lokalisation
   - Lösliche Exoantigene
     . aus *vitalen* Parasiten
     . aus parasitierten Zellen
     . als kultivierte Parasiten-Zell-Linien
     . Exkrete/Sekrete (ES)
     . Exkrete/Sekrete/Gewebsprodukte (EST)
     . metabolische Antigene
   — Lösliche somatische Antigene
     Extrakte aus Parasiten / parasitierten Zellen (Oberflächen- / Innenantigene)
     . Wurmextrakte aus Adulten (AWE)
     . Larvale somatische Antigene (LSA)
   — Tote Parasiten / Fragemente / Sekretbläschen
   — Vitale Parasiten in toto
   — Körperflüssigkeit (Nematoden)
   — Zystenflüssigkeit (Zestodenlarven)
2. Kriterien aus Parasitenpopulation und Lebenszyklus
   - Spezifität der Antigene
     Gattung / Spezies / Stamm / Stadien
     Hüllenantigene

Biochemische Kriterien

1. Zusammensetzung
   — Proteine / Lipide / Kohlenhydrate / Glykoproteine / Glykolipide u.a.
2. Struktur der Moleküle
   — Molekülgröße / Kettenstruktur / Valenz / Typ
3. Funktion der Moleküle
   - Enzyme / Metabolite / Rezeptoren

Die Immunitätsvorgänge bei Parasitosen vermögen in dreifacher Hinsicht praktische Bedeutung zu erlangen: sie vermitteln einen tiefen Einblick in die Pathogenese und Pathophysiologie parasitären Infektionen, und sie können praktisch nutzbar gemacht werden in der Immundiagnostik und Immunprophylaxe.

In unserem Bereich gehört seit 1972 die Immunparasitologie in allen 3 Teildisziplinen, — Protozoologie, Helminthologie, Arachno-Entomologie — zu den Arbeitsschwerpunkten. Dabei kam es uns darauf an, immunologische Methoden zu beherrschen, über die Immunpathogenese besseren Einblick in den Verlauf von Parasitosen zu bekommen und Lösungswege in der Diagnostik und Bekämpfung aufzuzeigen.

Hauptgegenstand sind dabei einige autochthone parasitäre Zoonosen, deren Erreger also gleichzeitig bei Mensch und Tieren parasitieren und bei denen vor allem die Tiere als Infektionsquelle für den Menschen fungieren sowie volkswirtschaftliche bedeutsame Parasitosen landwirtschaftlicher Nutztiere.

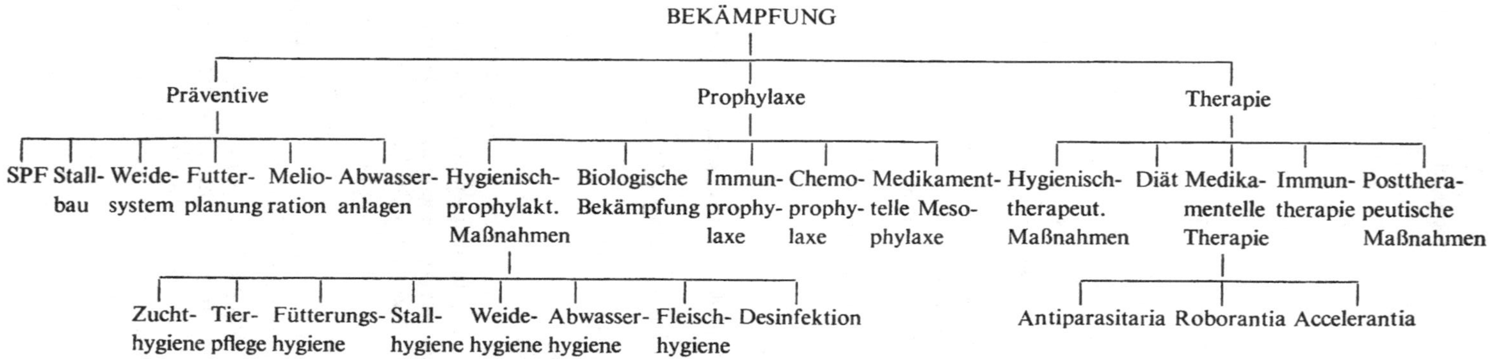

Abb. 1 Möglichkeiten der Parasitenbekämpfung in Nutztierbeständen (Hiepe, 1983)

Nutzung von Immunvorgängen in der Parasitenbekämpfung.

Eine Parasitenbekämpfung mit Hilfe von Immunverfahren steht sowohl in der Medizin als auch in der Veterinärmedizin auf der Tagesordnung.

In unserem Modell zur strategischen Bekämpfung von Parasitosen in intensiv gehaltenen Nutztierbeständen (Hiepe, 1983) haben wir der Immunprophylaxe einen festen Platz eingeräumt. Der gegenwärtige Abusus auf dem Gebiet des Antiparasitaria-Einsatzes — denken Sie nur an die umweltbelastenden Insektizide — gebietet dringendes Umdenken.

Das WHO-Experten-Komitee hat beschlossen, die Malaria, eine der großen Volksseuchen in den warmen Klimaten, auf immunprophylaktischem Wege zu bekämpfen, weil das bisherige Programm — Ausschaltung der Vektoren — gescheitert ist. Inzwischen wurden von Mitchell 1984, Godson 1985, McGregor 1985 und Young 1985 Arbeitsergebnisse vorgelegt, die in den nächsten Jahren ein Impfprogramm gegen Malaria erwarten lassen. Dabei werden unterschiedliche Lösungswege aufgezeigt. So konnte aus einem immunogenen Plasmodium falciparum-Stamm ein Impfstoff auf Sporozoitenbasis entwickelt werden, der einen soliden Schutz vor Superinfektionen für den Zeitraum von immerhin 6 Monaten hinterlassen soll Bei molekulargenetischen Studien der Plasmodium spp.-Ontogenese ist es kürzlich gelungen, mit Hilfe von monoklonalen Antikörpern die Oberflächenantigene von 3 verschiedenen Entwicklungsstadien — Sporozoiten, Merozoiten und Gametozyten — zu identifizieren. Ein aus diesen 3 Komponenten bestehendes Plasmodium falciparum-Antigen konnte bereits über Escherichia coli kloniert werden. Auch bei der Suche nach Immunprophylaktika gegen Leishmania-Infektionen sind wesentlicher Fortschritte zu verzeichnen (Liew u. a., 1984). Im Vergleich zur Immunprophylaxe, wie sie heutzutage bei bedeutsamen Virus- und Bakterien-Infektionen des Menschen und der Haustiere praktiziert wird, ist die Liste der antiparasitäten Impfstoffe jedoch gegenwärtig noch unbedeutend. Kommerzielle antiparasitäre Vakzinen werden gegenwärtig in großem Umfang gegen Hakenwürmer — Ancylostoma duodenale des Menschen und Ancylostoma caninum des Hundes — sowie Lungenwürmer — Dictyocaulus viviparus des Rindes — eingesetzt. Wissenschaftliche Ergebnisse über Immunisierungsversuche — positive und negative — liegen bei einer Anzahl der sog. „großen" Parasitosen vor.

Übersichten über die Nutzung von Immunprozessen zur Parasitenbekämpfung haben wir im vorigen Jahr (1984) gemeinsam mit unseren Mitarbeitern Jungmann und Mielke — für Protozoen-Infektionen bei Tieren, Buchwalder und Matthes — für Helminthosen sowie mit Ribbeck — für Arthropoden-Befall erstellt.

Die Methoden zur Entwicklung antiparasitärer Impfstoffe sind vielschichtig. Beispiele aus den 3 heterogenen Parasitengruppen veranschaulichen das.

- Gegen den erwähnten Lungenwurmbefall des Rindes, eine weitverbreitete Weidehelminthose, gelingt es, eine solide Immunität während der gesamten Weidesaison auszulösen, wenn je 1000 Larven III, die vorher mit 40 kR (Röntgenstrahlen) bestrahlt worden sind, 2mal im Abstand von 4 Wochen vor Weideaustrieb als Schutzimpfung appliziert werden.

- Die Bekämpfung bestimmter Zecken-Arten ist wegen ihrer Rolle als Vektoren und als Erreger der sog. Zeckenparalyse unerläßlich. Kraiss und Gothe (1984) haben kürzlich über die Wirksamkeit eines Paramunitätsinduzers auf Rhipicephalus evertsi evertsi-Infektionen des Schafes berichtet. Sie vermochten im Tierexperiment durch subkutane Applikation von 4 ml PIND-AVI (= 1000 Wirkungseinheiten eines lyophylisierten Präparates aus strahleninaktiviertem attenuierten Avipox-Virus) die Repletion dieser Zeckenart völlig zu hemmen, den größten Teil der Zecken zu eliminieren (nur 11% überlebten!) und zeckenbedingte Paresen bzw. Paralysen zu verhindern.
- Die Kokzidiose (Erreger Eimeria spp. Protozoa, Sporozoea, Apicomplexa, Coccidla – Nahverwandte von Toxoplasma gondii) gehört in der Massentierhaltung bei Haushuhn, aber auch bei Rind, Schaf, Kaninchen zu den bedeutsamen, seuchenhaft verlaufenden Jungtierkrankheiten. Sie tritt als Intestinalsyndrom mit hoher Letalitätsquote in Erscheinung. Jedes Küken, das in einer Großanlage aufgezogen wird, erhält ein Antikokzidium über das Futter oder Trinkwasser; diese Medikation ist bis kurz vor der Schlachtung (beim Broiler zwischen 48. und 52. d) beizubehalten. Der chemoprophylaktische Antikokzidia-Einsatz birgt – abgesehen von ökonomischen Problemen – 2 schwer lösbare Fragen in sich: Arzneimittelresistenz und Fremdstoff- bzw. Rückstandsproblem im Lebensmittel. Dies war Anlaß, nach einem Immunprophylaktischen Lösungsweg zu suchen. Nach aufwendigen Vorarbeiten ist es uns gelungen, durch eine Vakzine (als Ausgangsstoff für das Antigen wählten wir Oozysten, die über Kükentransfer gewonnen wurden), die einfach über das Trinkwasser applizierbar ist, Broilerkülen unter Instituts- und Produktionsbedingungen (inzwischen wurde diese Vakzine bei über 80000 Küken eingesetzt!) lebenslänglich zu immunisieren. In Japan ist mit Erfolg ein Eimeria-Sporozoiten-Antigen über kloakale Applikation als Immunogen eingesetzt worden, und Šanda (1985) aus der CSSR empfiehlt die Verarbeichung eines nichtattenuierten Oozysten-Antigens als Aerosol; in der Vakzinierungspraxis wollen wir jedoch diesen Gedankengängen nicht folgen.

Meine Damen und Herren!

Der Parasitismus, eine weitverbreitete Lebensform, ist als ein pathobiologisches Phänomen einzuschätzen, das die Evolution in den Lebensreichen begleitet hat. Parasiten-Infektionen fassen wir als Auseinandersetzung artverschiedener Populationen auf der Basis einer pathogenen Somatoxenie auf. Hypothetisch betrachtet, nehmen auf unserem Planeten Wirtspopulationen in absehbarer Zeit rapide zu als unmittelbare Folge des Anwachsens der Homo sapiens-Population. Dies wiederum bedingt dichter werdende Nahrungsketten, deren Donatoren – Pflanzen und Tiere – möglichst frei von parasitären Störfaktoren zu halten sind. Parasitenbefall vermag tief in die Stoffwechselvorgänge von Mensch und Tieren einzugreifen – von subklinisch-chronischen bis zu akut-seuchenhaften Verlaufsformen – und verhängnisvolle Störungen der Lebensprozesse auszulösen. Eine bewußte, d.h. auf naturwissenschaftlichen Erkenntnissen beruhende, zielgerichtete Parasitenbekämpfung ist deshalb als unerläßlich anzusehen. Grundsätzlich ist dabei zu orientieren auf 3 strategisch unterschiedliche Zielstellungen: Tilgung, Regulierung nach dem Prinzip der Erregerverdünnung und schließlich Therapie.

Mit dem in unserem Lehrmodell angedeuteten Lösungswegen erscheint es prinzipiell möglich, den bei Nutztieren lebenden Parasitenpopulationen selektiv und gezielt entgegenzuwirken; dabei sind Habitate und Biotope möglichst wenig zu belasten. In den 60iger Jahren ist es uns gelungen, den Hautdassellarvenbefall des Rindes, eine wirtschaftlich bedeutsame Parasitose, die seinerzeit jährlich einen Schaden von rd. 150 Mio Mark in der DDR auslöste, kurzfristig, d.h. in einem Zeitraum von 4 Jahren, zu tilgen. Das komplexe Bekämpfungsprogramm hierfür bedurfte eines vielstrahligen Netzwerkes von einer hohen Anzahl von Aktivitäten bzw. Parametern, und ihm lag ein mathematisches Modell zugrunde, mit dem die Hypoderma bovis-Population auf medikamentellem Wege liquidierbar erschien, vorrangig durch mesophylaktischen Einsatz der Organischen Phosphorverbindung Metriphonat. Im Vergleich hierzu erscheint die Immunprophylaxe, wie sie uns in der Parasitenbekämpfung am Beispiel der Kokzidiose, der Malaria, der Diktyokaulose, der Zecken-Neutralisation, vorschwebt, als ein geradliniger umweltfreundlicher Lösungsweg in der Parasitenbekämpfung.

Abschließend sei betont, daß es noch eingehender wissenschaftlicher Leistungen bedarf, um die Möglichkeiten der Immunprophylaxe in der Parasitenbekämpfung auszuschöpfen, um ein Niveau zu erreichen, wie es durch die Pioniertat unter Federführung von Herrn Prof. Röhrer bewußt bei der Schutzimpfung gegen Maul- und Klauenseuche praktiziert worden ist — immer unter dem Aspekt, unserer Gesellschaft zu nützen.

Literatur

Anders, R. F.; Howard, R. J. and G. F. Mitchell (1982): Parasite antigens and methods of analysis. In: Cohen, S. and K. S. Warren: Immunology of parasitic infections. Blackwell Scientific Publications Oxford London Edinburgh Boston Melbourne.

Buchwalder, R.; Hiepe, Th. und H.-F. Matthes: Impfstoffeinsatz zum Schutz vor Helmintheninfektionen — gegenwärtiger Stand, Trends. Vortrag 10. Haupttagung d. Parasitologischen Gesellschaft d. DDR 28. 2.—3. 3. 1984 in Reinhardsbrunn/Thür.

Cross, G. A. M. (1983): The role of molecular biology in parasitology. In Warren, K. S. and J. Z. Bowers: Parasitology. A global perspective. Springer-Verlag New York Berlin Heidelberg Tokyo; 203—213.

Godson, G. N. (1985): Molecular approaches to Malaria vaccines. Scientific American **252**, 52—59.

Hiepe, Th. (1981): Lehrbuch der Parasitologie. Bd. 1. Allgemeine Parasitologie, Gustav Fischer Verlag Jena-Stuttgart-New York.

Hiepe, Th. (im Druck): Neuere Erkenntnisse und Probleme der Immunparasitologie. Nova Acta Leopoldina.

Hiepe, Th. (1983): Bekämpfung von Parasiten und Parasitosen – Möglichkeiten und Grenzen. Vortrag 22. 3. 1983; Deutsche Akademie der Naturforscher Leopoldina, Halle/S.

Jungmann, R. und D. Mielke: Impfstoffeinsatz bei protozären Infektionskrankheiten. Vortrag 10. Haupttagung d. Parasitologischen Gesellschaft d. DDR 28. 2.–3. 3. 1984 in Reinhardsbrunn/Thür.

Kraiss, A. und R. Gothe (1984): Zur Wirksamkeit des Paramunitätsinducers PIND-AVI auf Rhipicephalus evertsi evertsi-Infektionen der Schafe: Neue Perspektiven in der Zeckenbekämpfung und Prophylaxe von Zeckenparalysen. Zbl. Vet. Med. B **31**, 58–63.

Liew, F. Y.; Howard, J. G. and Chr. Hale (1984): Prophylactic immunization against experimental Leishmaniasis. III. Protection against fatal Leishmania tropica infection induced by irradiated promastigotes involves Lyt-$1^{+}2^{-}$ T cells that do not mediate cutaneous DTH. J. of Immunology **132**, 456–461.

Margulis, L. and K. V. Schwartz (1981): Five Kingdoms. Freeman-Verlag, San Francisco.

McGregor, I. (1985): Clinical trials of new Malaria vaccines. Parasitology Today **1**, 1.

Miller, L. H.; David, P. H.; Hudson, D. E.; Hadley, T. J.; Richards, R. L. and M. Aikawa (1984): Monoclonal antibodies to a 140,000-m.w. protein on Plasmodium knowlesi merozoites inhibit their invasion of Rhesus erythrocytes. J. of Immunology **132**, 438–442.

Mitchell, G. F. (1984): Towards molecular vaccines against parasites. Parasite Immunology **6**, 493–498.

Ribbeck, R. und Th. Hiepe: Nutzung von Immunprozessen zur Bekämpfung von Arthropoden-Infektionen. Möglichkeiten und Grenzen. Vortrag 10. Haupttagung d. Parasitologischen Gesellschaft d. DDR 28. 2.–3. 3. 84 in Reinhardsbrunn/Thür.

Weyreter, H.; O'Donoghue, P. J.; Weber, M. and M. Rommel (1984): Class. specific antibody responses in pigs following immunization and challenge with sporocysts of Sarcocystis miescheriana. Vet. Parasitology **16**, 201–205.

WHO (1984): Cell-mediated immunity in Malaria: Report of the seventh meeting of the scientific working group on the immunology of Malaria. UNDP/WORLD BANK/WHO Special programme for research and training in tropical diseases. Geneva, Switzerland, 22–23 October 1984.

Young, J. F. (1985): Efficient expression of Malaria antigens in bacteria for development of a vaccine. Vortrag 11. WAAVP-Konferenz Rio de Janeiro/Brazil 5.–9. August 1985.

Sieghart Dittmann

Gegenwärtiger Stand und Perspektive von Schutzimpfungen

Entwicklung von Schutzimpfungen

Die Geschichte der Immunprophylaxe begann 1796 mit Jenner's Einführung der (Kuh)-Pockenschutzimpfung. Die Entdeckungen der Mikrobiologie am Ausgang des vorigen Jahrhunderts schufen die Grundlagen für eine wissenschaftlich fundierte Immunprophylaxe.

Tabelle 1 Entwicklung von Humanimpfstoffen (chronologisch)

1796	Jenner	Pockenimpfung
1885	Pasteur	Tollwutimpfung
1886/87	Salmon, Smith	Nachweis der Antigeneigenschaft inaktivierter Mikroorganismen
1889	Roux, Yersin, Faber	Nachweis des Diphtherie- und Tetanustoxins
1892	Haffkin	Choleraimpfung
1898	Wright	Typhusimpfung
1913	Behring	Diphtherie-Toxin-Antitoxin-Mixtur
1921	Calmette, Guérin	BCG-Impfung
1923	Ramon, Glenny	Diphtherietoxoidimpfung
1923	Madsen	Pertussisimpfung
1927	Ramon, Zoeller	Tetatoxoidimpfung
1937		erste Influenzimpfstoffe
1937	Theiler	Gelbfieberimpfung
1949	Enders, Robbins, Weller	Poliomyelitisvirusvermehrung in der Gewebekultur
1954	Salk	Poliomyelitisimpfung (parenteral)
1957	Sabin	Poliomyelitisimpfung (oral)
1960	Enders	Masernimpfung
1962	Weller	Rötelnimpfung
1966	Hilleman, Buynak	Mumpsimpfung
1968/71		Meningitis-epidemica-Impfung (A, C)
1975	Germanier	Typhusimpfung (attenuierte Erreger)
1976	Hilleman, Buynak	Hepatitis-B-Impfung
1981	Sato	Pertussisimpfung (acellulärer Impfstoff)

Als Impfstoffe fanden und finden

- inaktivierte Erreger (Bakterien, Viren),
- attenuierte Erreger (Bakterien, Viren — durch besondere Methoden in ihrer Virulenz abgeschwächt),
- Toxoide (entgiftete Erregertoxine) und
- Komponentenimpfstoffe

Anwendung (Tab. 1).

Der Nachweis der Antigeneigenschaften inaktivierter Mikroorganismen eröffnete den Weg zu bakteriellen Impfstoffen wie beispielsweise gegen Typhus und Cholera; der Auffindung der Diphtherie- und Tetanustoxine folgte die Entwicklung von Toxoidimpfstoffen. Pasteurs Hypothese vom attenuierten Erreger wird unter anderem im BCG-Impfstoff oder Germaniers Typhusimpfstoff verwirklicht oder — nachdem Enders, Robbins und Weller die Virusmassenvermehrung in der Gewebekultur gelang — in modernen Viruslebendimpfstoffen (Poliomyelitis, Masern, Mumps, Röteln).

Als Komponentenimpfstoffe bezeichnen wir Impfstoffe, die (nahezu) ausschließlich aus dem protektiven Antigen bestehen. Die Polysaccharidimpfstoffe gegen Meningokokken- und Pneumokokkenerkrankungen, Influenzasubeinheitenimpfstoffe (nur noch die Hüllantigene Haemagglutinin und Neuraminidase enthaltend) oder Sato's acellulärer Pertussisimpfstoff, der aus dem filamentösen und dem leukozytosefördernden Haemagglutinin des Keuchhustenerregers besteht, seien als Beispiele genannt.

Impfprophylaxe in der DDR

In der DDR wurden Impfprogramme gegen gefährliche Infektionskrankheiten des Kindesalters mit Konsequenz in Angriff genommen (Tab. 2). Auch im internationalen Vergleich sehr früh wurden die orale Impfung gegen Poliomyelitis und die Masernimpfung eingeführt. Die bereits damals sehr enge Zusammenarbeit mit sowjetischen Wissenschaftlern und Instituten war eine grundlegende Voraussetzung. Die Entwicklung eines Masernlebendvirusimpfstoffes des VEB Sächsisches Serumwerk Dresden (Starke, Hlinak, Benedix) war von hoher Bedeutung für die wissenschaftliche Arbeit auf dem Gebiet der Immunprophylaxe in unserem Land.

Tabelle 2 Einführung von Schutzimpfungen im Kindesalter (DDR)

gegen	
Pocken	(1874–1980)
Tuberkulose	1949
Poliomyelitis	1960
Diphtherie	1961
Tetanus	1961
Pertussis	1964
Masern	1967

Neben den Impfungen im Kindesalter werden Impfungen aus spezieller Indikation durchgeführt:

- die postexpositionelle Tollwutimpfung,
- Impfungen bei Reisen in subtropische und tropische Länder (Gelbfieber, japanische Enzephalitis, Typhus, Cholera u.a. in Abhängigkeit vom jeweiligen Gefährdungsgrad und den Forderungen der Internationalen Gesundheitsvorschriften),
- Grippeimpfungen gesundheitlich Gefährdeter und Werktätiger.

Die Erfolge dieser Impfprogramme spiegeln sich in Tabelle 3 wider. Bereits 1963 (Poliomyelitis) und 1974 (Diphtherie) waren gefährliche Infektionskrankheiten vollständig eliminiert, ab 1966 trat keine einzige Tetanuserkrankung bei einem Kind oder Jugendlichen auf. Die erreichte Pertussismorbidität kommt einer Eliminierung sehr nahe. Am Rückgang der Tuberkulose, insbesondere der fast vollständig beseitigten Kindertuberkulose, hat die BCG-Impfung ihren bestimmten Anteil.

Die Masernmorbidität ging um 90% gegenüber der Zeit vor der Impfung zurück; dennoch erfordert der Kurs auf die Eliminierung der einheimischen Masern noch viele und zielstrebige Bemühungen. Die Tollwut-, Auslands- und Grippeimpfungen trugen zum Schutz vor menschlicher Tollwut, gesundheitlichen Gefahren beim Aufenthalt in tropischen Ländern und vor Verschlechterung des Gesundheitszustandes durch Grippe bei.

Tabelle 3 Zurückdrängung von Infektionskrankheiten durch Schutzimpfungen (DDR)

	Jährliche Erkrankungsrate Vorimpfperiode	Morbidität pro 100000	Erkrankungen 1984	Morbidität pro 100000
Poliomyelitis	1000–2500	6–15	–	–
Diphtherie	96573 (1946)	500–600	–	–
Pertussis	20000–30000	120–175	185	1,1
Tetanus	100–200	0,6–1,2	6	0,03
Masern	50–100000		12336	72
Tuberkulose				
. Neuerkrankungen gesamt	107227 (1949)	630	3390*	20
. Neuerkrankungen bei Kindern	25000 (1949)	600	26*	0,8

* Angaben des Jahres 1983.

Impfschutz im weltweiten Maßstab

In der Mehrzahl der sozialistischen Länder Europas, den Staaten Nord-, West- und Zentraleuropas sowie Nordamerikas konnten vergleichsweise Erfolge (wie in der DDR) bei der Zurückdrängung von Infektionskrankheiten durch Schutzimpfungen erzielt werden. Die Pocken waren in diesen Teilen der Welt bereits seit Jahrzehnten eliminiert.

Demgegenüber gehörten in den Entwicklungsländern Afrikas und Asiens sowie in der Mehrzahl der lateinamerikanischen Staaten nach dem Hunger und der dadurch bedingten Unterernährung Infektionskrankheiten noch immer zu den 10 gesundheitlichen Hauptproblemen dieser Völker. Die Pocken und andere durch Schutzimpfungen vermeidbaren Krankheiten (Masern, Pertussis, Tetanus, neonataler Tetanus, Diphtherie, Tuberkulose, Poliomyelitis) führten zu vielen Millionen Erkrankungen, zu Millionen von Sterbefällen und irreparabel Geschädigten.

Die Delegation der UdSSR, unterstützt von den Vertretern sozialistischer und anderer Staaten, brachte auf der 11. Weltgesundheitsversammlung 1958 in Genf einen Vorschlag zur Durchführung eines weltweiten Pockenbekämpfungsprogrammes ein. Als „Global Smallpox Eradication Programme" wurde das Vorhaben ein Jahr später beschlossen und unter der Koordination der Weltgesundheitsorganisation in die Tat umgesetzt. Auf die mit dem Programm verbundenen wissenschaftlichen und methodischen Grundlagen, beispielhaften Anstrengungen der beteiligten und unterstützenden Länder sowie internationalen Organisationen, errungenen Teilerfolge und Rückschläge sei an dieser Stelle nicht eingegangen; sie spiegeln sich im Schrifttum breit wider. Im Mai 1980 verkündete die 33. Weltgesundheitsversammlung in Genf in feierlicher Form die weltweite Eradikation der Pocken und damit erstmalig in der Geschichte der Menschheit die Beseitigung einer lebensbedrohenden Krankheit. Dies war zugleich eine erneute und besonders außergewöhnliche Bestätigung des Wertes einer Schutzimpfung.

Aufbauend auf
- den Erfahrungen und Erfolgen von Impfprogrammen in den industriell entwickelten Ländern der Welt und
- den wissenschaftlichen, methodischen und praktischen Grundlagen des Pockeneradikationsprogrammes

beschloß die 27. Weltgesundheitsversammlung 1974 in Genf ein „Expanded Programme on Immunization" (EPI) mit dem Ziel, allen Kindern der Welt die wichtigsten Impfungen bis zum Jahre 1990 verfügbar zu machen und damit die Morbidität und Mortalität von
- Diphtherie
- Pertussis
- neonatalem Tetanus
- Masern
- Poliomyelitis und
- kindlicher Tuberkulose

zu verringern.

Gegenwärtig sind alle Länder der Welt in Initiativen dieses Programmes einbezogen. In einzelnen Entwicklungsländern wurden ausgezeichnete Ergebnisse erzielt, stellvertretend seien die Erfolge der weitgehenden Zurückdrängung der durch Impfungen verhütbaren Krankheiten in Kuba oder des Poliomyelitisbekämpfungsprogrammes in Brasilien genannt. Insgesamt hat sich der Durchimmunisierungsgrad der kindlichen Population im weltweiten Maßstab von weniger als 5% auf etwa 25% erhöht (siehe Tab. 4). 1986 wird die Weltgesundheitsversammlung den erreichten Stand des Expanded Programme on Immunization einschätzen und Festlegungen für eine Intensivierung treffen. Die Ziele bleiben eine große Herausforderung für alle Länder der Welt.

Tabelle 4 Ergebnisse des Expanded Programme on Immunization

Durchimmunisierungsgrad der (kindlichen) Population – weltweit

vor 1977		1984
Diphtherie		28%
Pertussis		28%
Tetanus		
. Kindesalter	<5%	28%
. Schwangerschaft		11%
Masern		14%
Poliomyelitis		26%
Tuberkulose		28%

Europäische Impfstrategie

Der generell erreichte Stand der Zurückdrängung von Infektionskrankheiten durch Schutzimpfungen in Europa und die in einzelnen Ländern bereits errungenen Erfolge der vollständigen oder annähernden Elimination bestimmter Krankheiten wurden auf mehreren Expertenberatungen des WHO-Regionalbüros Europa im Jahre 1983 eingeschätzt und führte zur Formulierung des Ziels Nr. 5 im Rahmen der 38 Ziele der europäischen Strategie „Gesundheit für alle bis zum Jahre 2000": Eliminierung der einheimischen Masern, der Poliomyelitis, des neonatalen Tetanus, der angeborenen Röteln und der Diphtherie. Auf der 34. Tagung des europäischen Regionalkomitees im September 1984 in Kopenhagen wurden die Ziele der Strategie von allen Ländern angenommen. Im Dezember 1984 veranstaltete das europäische WHO-Regionalbüro in Karlovy Vary die „Zweite Konferenz über Impfstrategien in Europa" unter Beteiligung nationaler Delegierter aus 26 der 32 Länder der Region. Es wurden detaillierte und auf die differenten nationalen Bedingungen zugeschnittene Empfehlungen zur Erreichung der Ziele in der Verantwortung der nationalen Gesundheitsdienste und unter Koordination der WHO erarbeitet. Für die Länder Südeuropas stellen Diphtherie, neonataler Tetanus und Poliomyelitis zum Teil noch komplizierte Probleme dar, während in den übrigen Ländern die Überwachung und Aufrechterhaltung des Impfschutzes gegen diese Krankheiten zwar unverminderte Aufmerksamkeit verdient, jedoch der Schwerpunkt auf der Erreichung der Ziele zur Eliminierung der einheimi-

schen Masern und der angeborenen Röteln liegt. Sieben europäische Länder führen bereits nationale Programme mit dem Ziel der Maserneliminination durch (ČSSR, DDR, Finnland, Ungarn, Norwegen, Island und Schweden). Vier Länder streben die Eliminierung der angeborenen Röteln (ČSSR, Island, Luxemburg, Norwegen) und zwei (Finnland und Schweden) der Röteln überhaupt an. Großbritannien und Irland erwägen Masereliminationsprogramme. In den Impfkalendern der 32 europäischen Länder sind die Impfungen gegen die 5 Zielkrankheiten bisher enthalten:
gegen Poliomyelitis, Tetanus und Diphtherie in allen 32 Ländern,
gegen Masern in 28 Ländern und
gegen Röteln in 21 Ländern.

Der Anteil der geimpften kindlichen Population schwankt noch erheblich, so sind bisher zum Beispiel nur 5% der Kinder in Frankreich gegen Masern geimpft gegenüber 98% in der ČSSR. Für die DDR sind aus der Deklarierung der WHO-Ziele Schlußfolgerungen zu ziehen, welche vordergründig die weitere Intensivierung des Masernbekämpfungsprogrammes und die schrittweise Einführung der Rötelnschutzimpfung (vorerst für seronegative Mädchen, die eine Ausbildung in Berufen des Gesundheitswesens und der Volksbildung aufnehmen) betreffen. Vermerkenswert ist, daß 26 europäische Länder die Masernimpfung nach Vollendung des 1. Lebensjahres durchführen (Entwicklungsländer im Süden der Region impfen aus epidemiologischen Gründen ab 9. Lebensmonat) und bereits 5 Länder eine Zweitimpfung gegen Masern durchführen (Bulgarien, ČSSR, Finnland, Schweden, Norwegen) mit dem Ziel, den Anteil der sogenannten Impfversager zu verringern bzw. zu garantieren, daß jedes Kind mindestens einmal geimpft wird. Ebenso wie in der DDR wird in der Ungarischen Volksrepublik eine Zweitimpfung für Kinder durchgeführt, die (zum nicht optimalen Zeitpunkt) im 1. Lebensjahr geimpft wurden. Es erscheint richtig, zukünftig auch in der DDR der Erstimpfung nach Vollendung des ersten Lebensjahres eine generelle Zweitimpfung am Ende des zweiten/Anfang des dritten Lebensjahres folgen zu lassen.

Die Empfehlungen der „Zweiten Konferenz über Impfstrategien in Europa" enthalten ebenfalls Orientierungen zu anderen Schutzimpfungen gegen Erkrankungen mit Bedeutung für die Volksgesundheit, so zur konsequenten Weiterführung der Pertussisschutzimpfung, der Tetanusschutzimpfung der Gesamtpopulation, der Eingliederung einer Mumpsimpfung in den Impfkalender und der Influenzaschutzimpfung für besonders gefährdete Bevölkerungsgruppen. Hinsichtlich der Tuberkuloseschutzimpfung sollte jedes Land in Abhängigkeit vom speziellen Erkrankungsrisiko seine Strategie festlegen. Die Einführung einer Pneumokokkenimpfung sollte erwogen werden.

Nutzen und Schaden von Schutzimpfungen

Vom Anbeginn der Immunprophylaxe wurde klar, daß für den Nutzen einer Schutzimpfung ein bestimmter Preis in Form von Nebenwirkungen zu entrichten ist. Paradoxerweise sind es gerade die Erfolge einer Schutzimpfung, welche die Öffentlichkeit die vormalige Häufigkeit und die gesundheitlichen Folgen einer schweren Krankheit vergessen lassen und zu einer zunehmend kritischen Wertung der Impfung führen. Die gefährlichen Folgen unausgewogener Nutzen-Schaden-Abwägung illustriert das Beispiel Großbritanniens am Ende der 70er Jahre. Die kritiklose und aufgebauschte Übernahme einer Analyse in der Fachpresse (36 Enzephalititis-Erkrankungen im zeitlichen Zusammenhang mit der Pertussisschutzimpfung während eines Zeitraumes von 11 Jahren) durch die Tageszeitungen und damit ausgelöste erregte Diskussionen, auch in der Ärzteschaft, führten zu einem Absinken der Impfbeteiligung von vormals 80% auf 30%. Pertussisepidemien vom Ausmaß der Vorimpfperiode waren die Folge. Allmählich beruhigte und versachlichte sich die Diskussion, die Impfbeteiligung nähert sich wieder den Erfordernissen an.

Tabelle 5 stellt – auf der Grundlage einer Analyse des Weltschrifttums – die Komplikationen der natürlichen Erkrankung an Masern und Pertussis den Komplikationen der Schutzimpfung gegenüber und unterstreicht den Nutzen der Schutzimpfung, wenngleich diese internationalen Angaben nicht kritiklos auf die Verhältnisse entwickelter europäischer Länder übertragen werden können. In jedem Falle ist es die Pflicht des Gesundheitswesens eines jeden entwickelten Landes, durch eine adäquat und kontinuierlich gestaltete Überwachung der Impfstoffanwendung jederzeit aussagefähig über die Wirksamkeit und Unschädlichkeit einer speziellen immunprophylaktischen Maßnahme zu sein. Der Verantwortung jedes einzelnen Impfarztes obliegt es, durch das sorgfältige Abwägen von Indikation und Kontraindikation im Einzelfall zu entscheiden.

In der DDR wird eine gewissenhafte Überwachung atypischer Impfverläufe durchgeführt (siehe Tabelle 6). Die Liste der Kontraindikationen für Schutzimpfungen wird unter Beachtung neuer Erkenntnisse ständig aktualisiert (zuletzt in der Anordnung

Tabelle 5 Komplikationen der natürlichen Erkrankung und der Schutzimpfung

	Komplikationsrate/100000 natürl. Erkr.	Komplikationsrate/100000 Impfungen
Masern		
pvE/pvEp	50–400	0,1
SSPE	0,5–2,0	0,05–0,1
Krämpfe	500–1000	0,02–190
Tod	10–10000	0,02–0,3
Pertussis		
Hirnschaden	600–2000	0,2–0,6
Tod	100–4000	0,2
pvE/pvEp	90–4000	0,1–3,0
Krämpfe	600–8000	0,3–90
Schock		0,5–30

Tabelle 6 Atypische Verläufe nach Schutzimpfung (DDR)

	Masern	Polio-myelitis	DPT	Impfung DT	T	BCG	Influenza
Gesamtzahl atyp. V./1 Mio Impf.	18	1,9	13,5	4,8	7	13,6	5,3
davon Allgemein- u. Lokalreaktionen/%	3	–	11	24	68	65	1
ZNS-Komplikationen/%	30	68	42	24	–	–	10
periphere neurale Komplikationen/%	4	2	2	17	14	–	13
schwere Restschäden/%	8	13	16	–	1	–	24
letale Verläufe/%	13	5	17	7	4	2	6

vom 3. August 1984 über Schutzimpfungen im Kindes- und Jugendalter — GBl. I Nr. 25, S. 296—299). Die Präzisierung der Kontraindikationen der Pertussisschutzimpfung im Jahre 1980 war ein Ausdruck frühen Erkennens internationaler Trends.

Ausblick

Die Immunprophylaxe führte zu bedeutenden Erfolgen bei der Bekämpfung von Infektionskrankheiten. Doch nicht gegen alle Krankheiten, gegen die eine Schutzimpfung wünschenswert wäre, konnten Impfstoffe entwickelt werden oder diese erwiesen sich nicht als genügend effektiv. Die Nebenwirkungen bestimmter Impfstoffe sind noch zu hoch. Nur für 25 % der Kinder der Welt sind bisher die wichtigsten Impfungen verfügbar. Neue wissenschaftliche Methoden, insbesondere

— die monoklonale Antikörpertechnik
— die DNA-Rekombination
— die Peptidsynthese

sowie

— neue Erkenntnisse über die Funktion des Immunsystems

gestatten die Weiterentwicklung verfügbarer Impfstoffe und die Entwicklung von Impfstoffen gegen bisher immunprophylaktisch nicht beeinflußbare Krankheiten.

Im internationalen Maßstab — und dies spiegelt sich auch im Vaccine Development Programme der WHO wider — stehen Entwicklungen von Impfstoffen gegen folgende Krankheiten im Vordergrund:

- virale respiratorische Erkrankungen des Kindesalters
- Hepatitis A und B
- Pertussis
- Poliomyelitis
- Tuberkulose
- bakterielle Meningitis und Pneumonie
- Darmkrankheiten (Typhus, Cholera, Rotavirus)
- Tropenkrankheiten (Malaria, Lepra, haemorrhagisches Denguefieber).

In der DDR konzentriert sich die diesbezügliche Forschung und Entwicklung auf die drei erstgenannten Gruppen.

Zusammenfassend kann auf der Grundlage der praktischen Erfordernisse und der wissenschaftlichen Möglichkeiten eingeschätzt werden, daß Schutzimpfungen noch für sehr lange Zeit eine der prophylaktischen Hauptrichtungen des Gesundheitsschutzes sein werden.

Literatur

1. Dittmann, S.: Atypische Verläufe nach Schutzimpfungen. Ambrosius Barth Verlag, Leipzig, 1981.
2. Feasibility of elimination of vaccine-prevented diseases. Report on an informal ad hoc consultation – WHO Regional Office for Europe. WHO Wkly. Epid. Rec. No. 19 (1984) 143–145.
3. Feasibility of measles elimination in Europe. Report on an informal ad hoc consultation – WHO Regional Office for Europe. WHO Wkly. Epid. Rec. No. 58 (1983) 229–230.
4. Galazka, A. M.; Lauer, B. A.; Henderson, R. H. u. Keja, J.: Indications and contraindications for vaccines used in the Expanded Programme on Immunization.. Bull. Wrld. Hlth. Org 62 (1984) 357–366.
5. Second Conference on Immunization Policies in Europe. Karlovy Vary, Czechsolovakia, 10–12 December 1984. Report des Regionalbüros für Europa, Copenhagen 1986 (im Druck).
6. The Global Eradication of Smallpox. WHO, Genf 1980.

Dieter Urbaneck

Impfstoffentwicklung und -einsatz in der Veterinärmedizin

Hochverehrter Jubilar, Herr Vorsitzender, meine Damen und Herren!

Es ist mir eine ganz besondere Ehre und Freude, anläßlich dieser Festsitzung, die auch dem 80. Geburtstag meines hochverehrten Lehrers, Professor H. Röhrer, gewidmet ist, zu aktuellen Problemen der Prophylaxe und Bekämpfung von Infektionskrankheiten der Haustiere aus immunologischer Sicht sprechen zu dürfen, denn das Lebenswerk des Jubilars umfaßt dieses Arbeitsgebiet, das er immer noch mit grossem Interesse intensiv verfolgt.

Ohne Zweifel hat die Veterinärmedizin durch Bekämpfung von Tierseuchen und Infektionskrankheiten erheblichen Anteil am Wachstum und an den Leistungen der Tierproduktion, nicht allein durch die Entwicklung und den Einsatz von neuen Impfstoffen, sondern auch durch die Erarbeitung von grundsätzlichen Bekämpfungsstrategien. Beide Basiselemente der Immunprophylaxe wurden maßgeblich vom Jubilar durch eigene wissenschaftliche Arbeiten und Ergebnisse seines Mitarbeiterkollektivs beeinflußt. Auf diesem Fundament aufbauend ist die Immunprophylaxe ein fester Bestandteil der Tierproduktion geworden und in ihrer Bedeutung ständig gewachsen, wie aus der Tabelle 1 hervorgeht.

Wir setzen in der DDR z.Z. 41 Impfstoffe bei landwirtschaftlichen Nutztieren fast ausschließlich aus eigener Produktion ein, davon 22 Adsorbatvakzinen und 19 Lebendimpfstoffe. In den letzten 20 Jahren wurde die Anzahl der selbst hergestellten Impfstoffe nahezu verdoppelt. Damit konnten die rückläufigen Wirkungen der Chemotherapie abgefangen und Immunisierungen insgesamt auf das 1,8fache (177%), davon mit Lebendimpfstoffen auf das 3,5fache (350%) erhöht werden. Die Anzahl der gegenwärtig jährlich pro Tier durchgeführten Impfungen geht aus der rechten Spalte der Tabelle 1 hervor. Mit gutem Recht kann man sagen: Die systematische Immunprophylaxe war und ist eine Grundvoraussetzung für die in der DDR erreichte Entwicklung der Tierproduktion mit einem besonders hohen Konzentrationsgrad von Nutztieren in Großbeständen und einer Leistungsfähigkeit, die wirtschaftlich höchstentwickelten Ländern entspricht.

Alle großen oder sogenannten „klassischen“ Tierseuchen konnten bis Ende der 70er Jahre auf dem Gebiet der DDR getilgt bzw. können durch Impfungen u.a. Maßnahmen der Tierseuchenverhütung und -bekämpfung beherrscht werden. Zugleich hat die Veterinärmedizin mit der in dieser Zeit erreichten Tilgung der Rindertuberkulose und Rinderbrucellose einen wesentlichen Beitrag zur Verbesserung der

Tabelle 1 Durchgeführte Vakzinationen in der Tierproduktion 1984 im Vergleich zu 1980

Produktions-richtung	Anzahl durchgeführter Vakzinationen 1980	1984	Anzahl Vakzinationen pro Tier 1980	1984
Rind	6287662	15317784	1,10	2,60
Schwein	19853356	31392142	1,54	2,04
Schaf	1101713	1464179	0,54	0,60

Volksgesundheit geleistet [19, 51, 52, 59]. Trotz der Erfolge bei den „klassischen" Tierseuchen ist der Anteil der Infektionskrankheiten an der Gesamtmorbidität nicht zurückgegangen. Das rechnergestützte Datenerfassungssystem in der Veterinärmedizin (DAVET/DOS) weist für die Jahre 1983 und 1984 aus: Infektionen sind gegenwärtig an den Gesamterkrankungen bei Sauen und Jungschweinen sowie bei Kühen mit etwa 50%, bei Kälbern mit etwa 55% und bei Schafen mit etwa 60% beteiligt. Diese Feststellung stimmt im Prinzip mit der Aussage der Humanmedizin überein, wonach die Rate der Infektionskrankheiten heute ebenso hoch ist wie vor 50 Jahren.

Natürlich hat sich das Bild des Infektionsgeschehens erheblich gewandelt. Heute stehen weniger oder stark faktorenabhängige Infektionskrankheiten im Vordergrund, die durch Erreger mit sehr unterschiedlicher und wechselnder Virulenz bei gleichzeitigem Einfluß abwehrschwächender Umwelteinflüsse verursacht werden [30, 32, 67, 66].

Diese Infektionen unterscheiden sich von den klassischen Infektionskrankheiten vor allem

- im klinischen Verlauf,
- in der Erregerpersistenz,
- in der Begrenzung pathologischer Prozesse und
- in der synergistischen Wirkung bei Mischinfektionen.

Immunologisch betrachtet stellen sich die beteiligten Erreger als schwache Antigene und die Immunreaktionen als unzureichend protektiv dar [59].

Aus dieser Situation leiten sich neue Forderungen an die immunologischen Maßnahmen im Gesamtkomplex der Verhütung und Bekämpfung der faktorenabhängigen Infektionskrankheiten ab: Dabei gilt es ganz allgemein, die immunologisch protektive Leistung zu steigern durch

- Impfstoffe mit höherer antigener Wirksamkeit und
- Präparate, die Art und Stärke der Immunreaktionen gezielt beeinflussen,
- sowie durch Applikationsformen, die der Pathogenese bzw. Immunogenese adäquat sind,

wobei sich diese Einflußfaktoren auf die Immunität ergänzen und potenzieren können [6].

Unter Nutzung neuerer Erkenntnisse der Pathogenese und Immunogenese der Infektionen sowie der Biochemie und Molekularbiologie der Erreger bestehen die detaillierteren immunologischen Zielstellungen darin,

- ein ausreichend hohes Immunitätsniveau an den relevanten Kompartimenten auszubilden,
- die entscheidenden Abwehrkomponenten zu aktivieren und
- einen frühen Schritt in der Pathogenese einer Infektionskrankheit zu unterbrechen,
- möglichst die primären Kontaktmechanismen zwischen Adhäsions- bzw. Virulenzantigenen der Erreger und den Schleimhautzellrezeptoren zu blockieren [63].

An einigen Beispielen der Immunprophylaxe, u.a. gegen E. coli-Infektionen bei Mensch und Tier, wird bereits in der praktischen Anwendung demonstriert, daß diese Zielstellungen erreichbar sind. Molekularbiologische Analysen, z.B. der Pilus-Antigene und ihrer komplementären Zellrezeptoren, brachten neue Erkenntnisse und Erklärungen zur Rolle dieser „Faktoren“ in der Ätiologie und Pathogenese sowie zur Definition der Begriffe Affinität und Tropismus der Erreger. Sie weisen gleichzeitig auf neue Möglichkeiten hin, Antigene bzw. Rezeptoren auf immunologischem und auch auf „nichtimmunologischem“ Wege zu blockieren.

Im Mittelpunkt der immunologischen Infektionsabwehr steht weiterhin der Einsatz von *Impfstoffen.* Der Versuch einer Klassifizierung nach gegenwärtigen Methoden der Antigenaufbereitung ist in den nächsten Tabellen 2 und 3 dargestellt. Sie bilden die Grundlage für kurze Darlegungen zu Entwicklungstendenzen und zu ihrer Bedeutung für die Veterinärmedizin.

Inaktivierte sog. Vollvirus- bzw. Vollkultur-Impfstoffe

Tab. 2, die auf der Basis von kompletten Erregern und im wesentlichen ohne weitere Reinigung hergestellt werden, können heute im Prinzip als überholt betrachtet werden. Mindestforderungen sind, daß eine schonende Inaktivierung erfolgt [27], Ballaststoffe des Vermehrungssubstrates beseitigt werden und der Antigengehalt qualitativ und quantitativ bestimmt wird, um eine ausreichende Qualitätssicherung und Standardisierung zu ermöglichen (z.B. MKS- und Pasteurella-Impfstoffe). Generell besitzen inaktivierte Impfstoffe für die Tierproduktion einige Nachteile. Sie sind nur parenteral, per Nadelimpfung, anwendbar und somit für einige Haltungsformen arbeitsökonomisch ungeeignet. Außerdem wird im wesentlichen nur eine systemische humorale Immunität erreicht, wodurch die Indikation weiterhin eingegrenzt wird. Für eine lokale bzw. Schleimhautimmunität sind die hohen und mehrfach zu applizierenden Antigendosen inaktivierter Impfstoffe für landwirtschaftliche Nutztiere praktisch nicht vertretbar und deshalb nur einzelnen Ausnahmefällen vorbehalten.

Die *bakteriellen Toxoid-Impfstoffe* nehmen insbesondere zur Prophylaxe gegen Anaerobier-Infektionen weiterhin einen festen Platz in der Impfstoffpalette ein. Zur Verringerung von Impfreaktionen wird an der Reinigung und z.T. an der Synthese der Antigene sowie der Optimierung der Adjuvantien gearbeitet [7].

Für *Strukturkomponenten-Impfstoffe* gibt es im Gegensatz zur Humanmedizin auf dem Gebiet der Veterinär-Virologie bisher nur wenige Beispiele. Wegen der wesent-

Tabelle 2 Gruppierung der Impfstoffe nach Art der Antigenaufbereitung

Totimpfstoffe *Virusimpfstoffe*	*Bakterielle Impfstoffe*
1. Vollvirusimpfstoffe — ungereinigtes Vollvirus z. B. klassische Schweinepest-Vakzine, inaktivierte IBR/IPV-Vakzine — gereinigtes Vollvirus z. B. MKS-Vakzine	1. Vollkultur-Impfstoffe — ungereinigtes kompl. Bakterien, z. B. Rotlauf-Impfstoff — gereinigte kompl. Bakterien z. B. Pasteurella-Impfstoff für Rinder Koli-Impfstoffe
2. Strukturkomponenten-Impfstoffe — Spaltimpfstoffe z. B. ND-Impfstoff, Pferdeinfluenza, Masern, Influenza — Subunit-Impfstoffe z. B. Influenza-Impfstoffe	2. Toxoid-Impfstoffe z. B. Tetanus-, Botulismus-, Staphylokokken-Impfstoffe
3. Impfstoffe aus immunologisch manipulierten Antigenen — Anti-Idiotyp-Impfstoffe z. B. Anti-HB_s-Antikörper — Immunkomplex-Impfstoffe z. B. Rota-Virus-Impfstoff	3. Bakterien-Komponenten-Impfstoffe — Extrakt-Impfstoffe z. B. EEC — Subunit-Impfstoffe z. B. Ribosomen-Impfstoff bei Salm.-typhi-murium, Pilus-Antigen-Impfstoffe gegen EEC, gereinigte B-Untereinheiten von V. cholerae
	4. Synthetische Impfstoffe — biologische Synthese z. B. VP1-Impfstoff gegen MKS (Versuchsstadium) — chemische Synthese z. B. VP1-Impfstoff gegen MKS

lich höheren Herstellungskosten werden sie dabei auch zukünftig wenig Bedeutung erlangen [69].

Unter den inaktivierten Impfstoffen aus Bakterien-Komponenten kommt den Pilus-Antigen-Impfstoffen seit etwa 5 Jahren eine zunehmende Bedeutung zu [40, 37, 38, 18, 20, 3, 16, 55, 70].

In der Praxis werden sie gegenwärtig bereits eingesetzt gegen die enterotoxischen E.-coli-Infektionen bei Rind und Schwein, gegen die durch Moraxella bovis verursachte Keratokonjunktivitis bei Rindern und gegen Bacterioides nodosus, der bei der infektiösen Klauenentzündung (Moderhinke) der Schafe vordergründig ätiologisch beteiligt ist.

Das mit solchen Impfstoffen erreichte Grundprinzip der Blockade von Adhäsions- und Virulenzantigenen wird mit Sicherheit bei weiteren Infektionskrankheiten angewendet werden. Neue Erkenntnisse zur Erregerstruktur und vor allem Antigenanalysen, einschließlich entsprechender Reinigungs- und Konzentrationsmethoden, lassen erwarten, daß diese Impfstoffgruppe unter den inaktivierten Impfstoffen in nächster Zukunft größere Bedeutung für die Veterinärmedizin erlangen wird [12]. Darüberhinaus werden auch andere, nichtimmunologische Wege der Blockade von Virulenzantigenen und Rezeptoren beschritten.

Die als *„immunologisch manipulierte Impfstoffe"* bezeichneten Präparationen wurden in einigen Fällen von Virusinfektionen als Alternativen für den Mangel an geeignetem Antigenmaterial (z.B. HB_s-Antigen) oder unzureichender antigener Wirksamkeit erprobt. Als Beispiel für die Veterinärmedizin ist ein Immunkomplex-Impfstoff für die Muttertierimpfung gegen die Rota-Virusinfektion bei Kälbern zu nennen, der eine interessante Weiterentwicklung des Prinzips der Simultanimpfung, aber sicherlich eine Ausnahme in der Entwicklung darstellt.

Von grundsätzlicher zukunftsträchtiger Bedeutung auch für die Veterinärmedizin sind *Impfstoffe auf der Basis von synthetischen Antigenen.* An dieser Stelle möchte ich einflechten, daß das Thema „Antigensynthese" bereits Mitte der 60er Jahre durch Professor Heinz Röhrer in ein langfristiges Forschungsprogramm des Friedrich-Loeffler-Institutes Insel Riems aufgenommen worden war. Wenn auch damals die molekularbiologischen Voraussetzungen fehlten, so wurde doch in der Veterinärmedizin mit der Expression des VP1 verschiedener MKS-Virus-Typen ein erstes Modell für diese neue Entwicklungsrichtung geschaffen [8, 39]. Ein weiteres Beispiel aus der Veterinärmedizin ist die gentechnische Produktion der E.-coli-Pilus-Antigene K88 und K99, die zur Prophylaxe der Koli-Ruhr bei Kälbern und Ferkeln eingesetzt werden. Als ein weiteres Modellbeispiel aus dem eigenen Lande kann nicht zuletzt die im vergangenen Jahr gelungene Expression eines Rinderleukosevirus-Proteins genannt werden [45]. Unter der Voraussetzung, daß ausgereifte biotechnologische Herstellungsverfahren vorliegen, besitzen die synthetischen Impfstoffe gegenüber den herkömmlichen Vakzinen für die Veterinärmedizin folgende Vorteile:

- Gefahrlose Herstellung von Antigenen hochkontagiöser Erreger, z.B. der MKS, der Schweinepest, der Newcastle Disease oder exotischer Tierseuchen,
- höhere Wirksamkeit, z.B. bei Erregern mit unzureichend protektiven Antigenen,
- Ausschluß immunsuppressiver Antigene und
- Herstellung von Antigenen, die mit herkömmlichen Mitteln nicht, nicht ausreichend oder nicht ökonomisch vertretbar produziert werden können.

Umfang und Intensität der Forschungsarbeiten, die international erheblich anwachsen, lassen erwarten, daß die in vielen Fällen z.Z. noch anwendungsbegrenzenden Probleme der unzureichenden Immunogenität exprimierter Proteine und der biotechnologischen Großproduktion in naher Zukunft überwunden werden [26, 41, 22, 24, 14, 53, 28].

Die Alternative zur gentechnisch-biologischen Gewinnung von Antigenen ist die chemische Synthese von Peptiden, die unabhängig von der Raumstruktur des Epitops auch als isolierte Einheiten antigen sein können. Dieser Nachweis wurde mit der VP1-Sequenz 141–160 des MKS-Virus erbracht [4, 15, 56], womit nach Kopplung an Hämozyanin Labortiere immunisiert werden konnten. Mit Hilfe der chemischen Synthese von antigenen Peptiden scheint es auch möglich zu sein, gegen Erreger mit starker Mutation Sequenzen von Oberflächenproteinen zu synthetisieren, die keiner Mutation unterliegen und ausreichende Antigendeterminanten darstellen. Damit könnte generell ein breites Wirkungsspektrum eines Typ-unabhängigen Impfstoffes erreicht werden.

Die Entwicklung von synthetischen Antigenen ist von besonderer Bedeutung für Impfstoffe gegen Krankheitserreger, die eine weltweite Verbreitung besitzen und hohe Sicherheitskosten bei der Herstellung und Testung verursachen. Für die Veterinärmedizin, die bisher Modellbeispiele für diese neue Generation von Impfstoffen lieferte, bleiben produktionsreife Entwicklungen zwangsläufig zunächst noch auf wenig ausgewählte Viruskrankheiten mit besonders großer ökonomischer Bedeutung begrenzt. Die zu erwartenden kostengünstigeren großtechnischen Verfahren erfordern bereits jetzt eine umfangreiche und intensive Bearbeitung weiterer Objekte und generell eine breite Anwendung molekularbiologischer Methoden auch in der Veterinärmedizin.

Unter den *Lebendimpfstoffen*, die in der Tabelle 3 dargestellt sind, finden wir heute in den Gruppen der verschiedenartig *attenuierten, gezielt selektierten Mutanten* die Mehrzahl der Vakzinen für die landwirtschaftlichen Nutztiere. Sie bildeten den Schwerpunkt der Neuentwicklungen in den letzten 10–15 Jahren. Auch auf diesem Gebiet hat Professor H. Röhrer mit den bereits 1952 durchgeführten Experimenten zur gezielten Adaptation des MKS-Virus an das Mäusegehirn Pionierarbeit geleistet [44]. Für die Tierproduktion bieten die Lebendimpfstoffe neben den biologischen Vorteilen einer höheren immunologischen Wirksamkeit, besseren Verträglichkeit, günstigeren Applikations- und Kombinationsmöglichkeit auch den arbeitsökonomischen Vorzug der Anwendung zur nichtparenteralen Immunisierung in größeren Tiergruppen [62]. In einzelnen Haltungsformen von Großanlagen stellt die aerogene oder orale Gruppenimpfung die einzige arbeitsorganisatorisch vertretbare Möglichkeit für eine Immunisierung dar. Nach einem über viele Jahre erfolgten Einsatz in der Praxis kann man mit gutem Recht sagen, daß sich Lebendimpfstoffe immunologisch und ökonomisch bewährt haben [21, 65]. Ihre teilweise Anfechtung geht auf den Einsatz von Virusimpfstoff-Mutanten zurück, die nicht den Güteanforderungen der WHO entsprachen, hat aber auch kommerzielle und handelspolitische Ursachen. Kritik an Lebendimpfstoffen ist berechtigt bei Virus-Vakzinen auf der Basis von Mutanten, die zur lebenslangen Persistenz führen (Herpes-Virus-Gruppe). Grundsätzlich untersagt ist ihre Anwendung, wenn die Möglichkeit besteht, daß genetisches Material in die Erbinformation der Impflinge integriert werden kann.

Auch für den Einsatz von *Impfstoffen aus lebenden Bakterien* ist die genetische Stabilität der für ihre Herstellung genutzten Mutanten eine unbedingte Voraussetzung, um epizootiologisch/epidemiologische Risiken auszuschließen. Nach unseren Erfahrungen sind dafür am besten die nicht vermehrungsbegrenzten Doppelmarker-

Tabelle 3 Gruppierung der Impfstoffe nach der Art der Antigenaufbereitung

Lebendimpfstoffe *Virusimpfstoffe*	*Bakterielle Impfstoffe*
1. Heterotype Viren z. B. Viren aus der Pockengruppe, wie Vaccinia-Impfstoff, Putenherpes-Virus gegen Marek'sche Krankheit beim Huhn 2. Selektionsmutanten – Spontanmutanten z. B. Aviäre Encephalomyelitis – gezielt attenuierte Mutanten *ohne* molekulargenetische Analyse z. B. lapinisiertes Zellkultur-attenuiertes Schweinepestvirus – gezielt attenuierte Mutanten mit molekulargenetischer Analyse z. B. Tollwutvirus	1. Selektionsmutanten – Spontanmutanten z. B. Rotlauf-Lebendimpfstoff – gezielt attenuierte vermehrungsbegrenzte Mutanten, z. B. Smd-depente Mutanten gegen Koli-Infektionen, ts-Mutanten gegen Salmonellose – gezielt attenuierte nichtvermehrungsbegrenzte Mutanten, z. B. Rauh-Form-Mutanten, avirulente S-Form-Stämme, Sekundärmutanten von Klonen mit defekter Galaktose-4-Epimerase, Auxotrophie-Mutanten mit Ko-Mutation in Genen der Zellwandsynthese, Auxothrophie-Doppelmarker-Mutanten, Mutanten mit defekter Glycerinkines
3. Gen-manipulierte Mutanten – Mutanten mit Virulenz-Gen Defekten – Fremdantigen-Vektor-Mutanten z. B. Herpes-Virus mit HB/-Ag-Expression	2. Gen-manipulierte Mutanten – Plasmid-Vektor-Mutanten, z. B. E. coli mit K88- und K99-Pilus-Antigen – Hybrid-Mutanten z. B. Koli-Salmonella-Hybride

Mutanten geeignet [29], die grundsätzlich den WHO- und FAO-Anforderungen entsprechen, d. h.

- Stabilität unter den nichtselektiven Praxisbedingungen besitzen, weil eine gleichzeitige Rückmutation in beiden attenuierenden Markern auf Grund nicht realisierter Keimzahlen ausgeschlossen werden kann,
- eine ausreichende Immunogenität bei einmaliger Applikation aufweisen, da eine anhaltende, aber für lebensmittelhygienische Aspekte vertretbare Persistenz gewährleistet wird und
- eine Abtrennung von homologen Wildstämmen mit einfachen Labormethoden möglich ist [62].

Bei Einmarker-Mutanten, deren Einsatz in enzootisch durchseuchten Populationen vertreten werden kann, liegt die Reversionshäufigkeit unter 10^{-8} und besitzt damit in den vollständig und einheitlich geimpften Tierbeständen keine Bedeutung. Gegen Zooanthroponosen, z.B. die Salmonellosen, werden grundsätzlich Mutanten mit zwei voneinander unabhängigen attenuierenden Markern verwendet, die eine Gesamtreversionsrate von 10^{-15} aufweisen [29, 47, 48, 34, 65]. Lebendimpfstoffe auf dieser stabilen wissenschaftlichen Basis werden von uns seit Mitte der 70er Jahre gegen wirtschaftlich bedeutsame bakterielle Magen-Darm-Infektionen der Nutztiere in großem Umfang und mit hohem Nutzen eingesetzt [58]. Dieser Weg wird unter Nutzung neuer biotechnologischer Kenntnisse systematisch weiter verfolgt.

Die Grundlagenforschung hat die Voraussetzungen geschaffen, Lebendimpfstoffmutanten auf molekularbiologischer Ebene zu definieren, zu konstruieren und zu kontrollieren, wodurch bei den Virus-Mutanten die Sicherheit von Mensch und Tier in höherem Maße als bisher gewährleistet werden kann. Auf dem gegenwärtigen Kenntnisstand aufbauend kann eine nächste Generation von Lebendimpfstoffen entwickelt werden, die grundsätzlich molekular-genetisch definierte Attenuierungsmarker und mit Routinemethoden bestimmbare Erkennungsmarker besitzen oder aus gentechnisch konstruierten Hybridmutanten bestehen. Beispiele für „Carrier"-Viren, die Vektoren für genetisches Virusmaterial darstellen und fremde protektive Antigene intra vitam bilden, sind für einige humanpathogene Viren (Hepatitis B, Herpes Simplex Typ 1, Influenza) bereits beschrieben worden [5, 6, 35, 67]. Nach diesem Prinzip, bei dem die Vorteile der Lebendvirusanwendung genutzt werden können, besteht prinzipiell die Möglichkeit, auch polyvalente Immunisierungen mit einem „Carrier"-Virus durchzuführen. Solche Zielstellungen sind auch für die Veterinärmedizin formuliert worden [17].

Den *Impfstoff-Applikationsmethoden*, die ebenfalls eine wesentliche Komponente zur Erhöhung der Effektivität der Immunreaktionen darstellen, wurde in den letzten 10 Jahren im Rahmen der veterinärmedizinischen Forschung besondere Aufmerksamkeit geschenkt [58, 60]. Parallel zur Entwicklung von Lebendimpfstoffen wurden Methoden zur nichtparenteralen, lokalen Impfstoffapplikation in Tierproduktionsanlagen bearbeitet mit den Zielstellungen,

- die biologische Wirksamkeit des Impfstoffeinsatzes über eine aktive Schleimhautimmunität bzw. einen gleichzeitigen Aufbau einer systemischen und lokalen Immunität zu verbessern sowie
- den ökonomischen Gesamteffekt durch Senkung des Arbeitszeitaufwandes zu erhöhen.

Im Ergebnis dieser Arbeiten stehen für die lokale Immunisierung eine Reihe von Verfahren der Schluck- und Inhalationsimpfung gegen Infektionskrankheiten bei den landwirtschaftlichen Nutztieren zur Verfügung (Tab. 4). Die meisten werden seit einigen Jahren in großem Umfang erfolgreich genutzt [58, 60, 9, 25, 54, 42]. Dieser Weg der nichtparenteralen, lokalen Immunisierung wird weiterhin intensiv verfolgt, weil auf diese Weise primär die relevanten Kompartimente für die meisten faktorenabhängigen Infektionskrankheiten, nämlich die Schleimhäute des Magen-Darm-Traktes und des Respirationsapparates, immunisiert werden können. Dafür liegen experimentelle Beweise und umfangreiche praktische Erfahrungen bei den Salmonella-

Tabelle 4 Praktisch angewendete nichtparenterale, lokale Impfungen in der Veterinärmedizin

Schluckimpfungen	(Orale Einzeltier- und Gruppenimmunisierung)
beim *Kalb*	gegen Salmonella-dublin
	gegen Salmonella-cholerae-suis
beim *Schwein*	gegen Salmonella-cholerae-suis
	gegen TGE
beim *Huhn*	gegen ND
	gegen IBD
	gegen IB
	gegen AE
Inhalationsimpfungen	(aerogene Gruppenimmunisierung)
beim *Schwein*	gegen SP und RL
	gegen RL in der Käfighaltung

und Koli-Infektionen der Kälber und Schweine sowie der TGE des Schweines vor. Die daraus gewonnenen Erkenntnisse sind von grundsätzlicher biologischer Bedeutung für die Infektionsabwehr von Schleimhautinfektionen [23, 68, 10, 61, 57, 2, 48, 11, 49, 50, 33, 46, 34, 36, 13, 65, 1]. Im Zusammenhang mit der lokalen Infektionsabwehr verdient die Muttertierimpfung als das Grundprinzip der passiven oralen Immunisierung der Neugeborenen über Kolostrum und Milch erwähnt zu werden [43, 31]. Sie wurde in der Veterinärmedizin der DDR systematisch zum Schutz der Neugeborenen und Jungtiere in den ersten Lebenstagen für alle relevanten Magen-Darm-Infektionen entwickelt und hat i.d.R. sehr gute Ergebnisse gebracht [64]. Ihre Bedeutung für die respiratorischen Infektionen in diesem Altersabschnitt ist bisher ungenügend erkannt und untersucht worden. Mit dem Nachweis der Ausscheidung aus dem Darmkanal resorbierter Ig auf Schleimhäute des Respirationstraktes eröffnen sich neue Möglichkeiten des gezielten Infektionsschutzes für den jungen, immunologisch noch nicht in vollem Umfang reaktionsfähigen Organismus [64].

Mit den hier dargelegten Wegen der immunologischen Infektionsabwehr sind die Möglichkeiten des Infektionsschutzes natürlich keineswegs erschöpft. Weitere Aspekte ergeben sich aus Forschungsarbeiten zur Aktivierung des Immunsystems durch Adjuvanzien, Immunstimulanzien und sog. „Immunotropica" sowie durch Stimulierung von Komponenten der unspezifischen Infektionsabwehr, die im Rahmen dieser Darlegungen nur als Stichworte genannt werden können.

Für die Impfstoffentwicklung in der Veterinärmedizin ergeben sich aus der gegenwärtigen Situation folgende Schlußfolgerungen:

1. Inaktivierte Impfstoffe mit eindeutig qualitativ und quantitativ bestimmtem Antigengehalt sind für Indikationen mit der Zielstellung eines hohen humoralen Antikörperspiegels zielstrebig weiterzuentwickeln.

2. Lebendimpfstoffe auf der Basis immunchemisch und molekulargenetisch defi-

nierter Mutanten stehen im Vordergrund der weiteren Entwicklung, weil sie unter der Grundvoraussetzung der epizootiologisch/epidemiologischen Sicherheit für die Tierproduktion erhebliche biologische und ökonomische Vorteile bieten.

3. An den zukunftsbestimmenden Impfstoffen auf der Grundlage synthetischer Antigene und gentechnisch konstruierter Mutanten ist zielstrebig an volkswirtschaftlich bedeutsamen Tierkrankheiten und auf breiterer Basis als bisher zu arbeiten.

Abschließend sei mir die Bemerkung gestattet, daß im Gegensatz zur Humanmedizin Impfstoffentwicklung und -einsatz für landwirtschaftliche Nutztiere primär unter ökonomischen Aspekten zu betrachten sind. Impfstoffe sind in der Landwirtschaft in erster Linie Hilfsstoffe in einem Produktionsprozeß. Trotz dieser Differenzen wird auf Grund der einheitlichen biologischen Gesetzmäßigkeiten die Veterinärmedizin weiterhin wertvolle Beispiele und Modelle zum gemeinsamen Anliegen einer hocheffektiven Infektionsprophylaxe beitragen können. Infektionsschutz bei landwirtschaftlichen Nutztieren ist nicht Selbstzweck, er dient letztlich auch dem Grundanliegen der sozialistischen Gesellschaft, Leben und Gesundheit zu bewahren und die Lebensbedingungen der Menschen zu verbessern.

Literatur

[1] Allardyce, R. A. and Bienenstock, J.: The mucosal immune system in health and disease, with an emphasis on parasitic infection. Bull. WHO **62** (1984) 1, 7–25.

[2] Angermann, C. R. and Eisenstein, T. K.: Comparative efficacy and toxicity of a ribosomal vaccine, acetone-Killed cells, lipopolysacharide, and a live all vaccine preparad from Salmonella typhimurium. Inf. and Immun. **19** (1978) 575–582.

[3] Aning, K. G.; Thomlinson, J. R.; Wray, C.; Soyka, W. J. and Coulter, J.: Adhesion factor distrinct from K88, K99, F41, 987P, CFA I and CFA II in porcine Escherichia coli. Vet. Rec. **112** (1983) 251.

[4] Anonym. Synthetic peptides as virus vaccines. Vet. Rec. **111** (1982) 133–134.

[5] Anonym. Prozeß zur Benutzung von Poxviren als Vektoren zur Expression von Fremdgenen. Patent-Appl. 6-445-451, USA.

[6] Anonym. Produktion von Vaccinia-Virus-Recombinanten, die HG_s-Antigen zur Expression bringen. Patent-Appl. 6-445-892, USA.

[7] Audibert, F.; Jolivet, M.; Chedid, L.; Arnon, R. and Sela, M.: Successful immunization with a totally synthetic diphtheria vaccine. Proc. Nat. Acad. Sci. **79** (1982) 5042–5046.

[8] Bachrach, H. L.: Recombinant DNA technology for the preparation of subunit vaccines. J. Amer. Vet.-Med. Ass. **181** (1982) 992–999.

[9] Beer, J. und Hubrig, Th.: Grundlagen der nadellosen Immunisierung landwirtschaftlicher Nutztiere. Fortschrittsberichte f. d. L. u. N., Band **14** (1976), H. 3.

[10] Bienenstock, J.: The local immune Response. Am. J. Vet. Res. **36** (1975) 488–491.

[11] Bienenstock, J. and Befus, A. D.: Review: Mucosal immunology. Immunology **41** (1980) 249–270.

[12] Björck, L. and Krovall, G.: Analysis of bacterialcell wall proteins and human serum proteins bound to bacterial cell surfaces. Acta path. mikrobiol. scand. Sect., B **89** (1981) 1–6.

[13] Bourne, F. J., and Newby, T. J.: Mucosal immunity in the pig. Pig News Inf. **2** (1981) 141–144.

[14] Callis, J. J.: Genetic engineering: Animal health and production. Rev. sci. tech. Off. int. Epiz. **3** (1984) 259–270.

[15] Della-Porta, A. J.: Current status of foot- and mouth disease vaccines including the use of genetic engineering. Austral. Vet. J. **60** (1983) 129–135.

[16] Edelmann, R. and Levine, M. M.: Summary of a workshop on enteropathogenic Escherichia coli. J. Infect. Dis. **147** (1983) 1108–1118.

[17] Faras, A.: The efficacy of bioengineerd anti-toxins and Vaccines for animal health care. Adv. in gene technol. Miami Winter Sampos. **20** (1983) 495.

[18] Gaastra, W. and de Graaf, F. K.: Host specific fimbrial adhesins of noninvasive enterotoxigenic Escherichia coli strains. Microbiol. Reviews **46** (1982) 129–161.

[19] Heinicke, W.: Epizootiologische Voraussetzungen und Ergebnisse des Einsatzes von Lebendimpfstoffen. Arch. exper. Vet.-Med. **34** (1980) 131–141.

[20] Helander, J.; Saxen, H.; Salkinoja-Salonen, M. and Rylander, R.: Pulmonary toicity of endotoxins: Comparison of lipopoly sacchandes from various bacterial species. Infection and Immunity **35** (1982) 528–532.

[21] Hennessen, W.: Developments in Vaccines, in: New trends and developments in Vaccines. edited by Voller, H. and Friedmann, H. MTP Press Limited 1978, 7–17.

[22] Hübscher, U.: Gentechnologie im Dienste der Veterinärmedizin. Schweizer Arch. Tierheilkd. **124** (1982) 567–576.

[23] Intorp, H. W.: Mechanismen der lokalen Immunreaktionen. Therapiewoche **25** (1975) 6704–6710.

[24] Joo, J.: Neue Wege und Erkenntnisse bei der Herstellung bakterieller Impfstoffe. Vortrag zur Wiss. Vortragsveranstaltung anläßlich des 30jährigen Bestehens des Staatl. Kontrollinstituts für Seren u. Impfstoffe am 2. u. 3. März 1982 in Berlin.

[25] Kaden, V. und Beer, J.: Die aerogene Immunisierung von Schweinen gegen Schweinepest und Rotlauf in einer Tierimmunisierungsschleuse – ein praxisreifes Immunisierungsverfahren. Tierzucht **36** (1982) 459–462.

[26] Klingmüller, W.: Genetic engineering for practical application. Naturwiss. **66** (1979) 182–189.

[27] V. I. Kostúkov; A. I. Arov und F. G. Zezerov: Protektiv-Struktur-Antigene der Viren, die für den Einsatz chemischer Vakzinen den neuen Typ verwendet. Voprosy rirusologij, Moskva **27** (1982) 1, S. 5–11.

[28] Liebermann, H. und Liebscher, D. H.: Genetic engineering – Grundlagen. Mh. Vet.-Med. **40** (1985) 182–186.

[29] Linde, K.; Beensen, V.; Tauchnitz, H.-D.; Knoll, E. und Gericke, B.: Möglichkeiten und Probleme der Attenuierung von Enterobakterien. Z. Ges. Hyg. **19** (1973) 9, 665–667.

[30] Nary, A.: Neue Schwerpunkte in der Infektionsmedizin. Zbl. Bykt. Hyg. I. Abt. Orig. B **163** (1976) 81–95.

[31] Mayr, A.: Muttertier-Schutzimpfung. Berl. Münch. Tierärztl. Wschr. **95** (1982) 341–350.

[32] Mayr, A.: Grundlagen der Bekämpfung von Infektionskrankheiten der Tiere. Tierärztl. Umschau **37** (1982) 76–80.

[33] Meyer, H. und Steinbach, G.: Anwendung moderner Erkenntnisse der Immunologie bei der Bekämpfung der Salmonellose der Enzootischen Pneumonie und der Koliinfektion des Kalbes. Mh. Vet. med. **31** (1976) 881.

[34] Meyer, H. u. Mitarb.: Bovisaloral® „Dessau" – ein mit der Tränke zu verabreichender

Lebendimpfstoff gegen die S.-dublin-Infektion des Kalbes. Mh. Vet.-Med. **35** (1980) 405–410.

[35] Mertz, G. J. u. Mitarb.: Herpes simplex virus type-2 glycoprotein–subunit vaccine: Tolerance and humoral and cellular responses in humans. J. Infect. Dis. **150** (1984) 242–249.

[36] Michael, M. u. Mitarb.: Colivacc® „Dessau", eine Formol-Adsorbatvakzine zur Prophylaxe der Koliruhr des Kalbes. Mh. Vet.-Med. **32** (1977) 674–676.

[37] Middeldap, J. M. and Witholt, B.: K88-mediated binding of Escherichia coli outer membrane fragments to porcine intestinal epithelial cell brush borders. Infection and Immunology **31** (1980) 42–51.

[38] Moon, H. W.: Protection against enteritic colibacillosis in pigs suckling orally Vaccineted dams: Evidence for pili as protective antigens. Am. J. Vet. Res. **42** (1981) 173–177.

[39] Mussgay, M.: Studien zur Entwicklung eines MKS-Impfstoffes aus genetisch manipulierten Bakterien. Vortrag zum Kolloquium der Deutschen Akademie der Naturforscher „Leopoldina" 1982.

[40] Nagy, L. K.; Bhogal, B. S. and Mackenzie, T.: Duration of anti-adhesive and bactericidal activities of milk from vaccinated sows on Escherichia coli 0149 in the digestive tract of piglets during the nursing period. Res. Vet. Sci. **27** (1979) 289–296.

[41] Petterson, R. F.: Genetically engineered viral vaccines–prospects for the future. Annals Clin. Res. **14** (1982) 245–252.

[42] Petzoldt, K.; von Benten, Ch. und Floer, W.: Impftechnische und veterinärmedizinische Aspekte der aerogenen Immunisierung gegen bakterielle Infektionskrankheiten. Dt. tierärztl. Wschr. **90** (1983) 291–295.

[43] Richter, H.; Perlberg, K.-W. und Urbaneck, D.: Die Muttertierimpfung als Grundprinzip für die passive orale Immunisierung der Neugeborenen und Jungtiere. Tierzucht Berlin **37** (1983) 5, 232–234.

[44] Röhrer, H.: Zum Verhalten des Maul- und Klauensuchevirus im Mäusegehirn. Arch. exper. Vet.-Med. **VI** (1952) 57–58.

[45] Rosenthal, S.: Persönliche Mitteilung 1984.

[46] Schöll, W.: Bekämpfung der Schweinesalmonellose (Salmonella choleraesuis-Bestandsinfektion). Fortschr.-Ber. Land- u. Nahr. Wirsch. a6 (1978) G, 3.

[47] Schöll, W.; Grünert, G. und Linde, K.: Anforderungen an potentielle bakterielle Lebendimpfstoffe zum Einsatz in der Veterinärmedizin. Z. Ges. Hyg. **23** (1977) 678–680.

[48] Schöll, W. u. Mitarb.: Optimierung der Muttertier-Impfung gegen Koliruhr der Saugferkel durch einen Lebendimpfstoff aus Escherichia-coli-R-Mutanten (Suicolplex® „Dessau"). Mh. Vet. Med. **33** (1978) 257–260.

[49] Schöll, W.; Urbaneck, D.; Müller, H. und Fischer, Sigrid: Erkenntnisse aus der klinischen Erprobung von Immunpräparaten mit veterinärmedizinischer Indikation. Mh. Vet.-Med. **35** (1980) 822–824.

[50] Schöll, W.; Hahn, Ilka; Grünert, Gudrun und Michael, Margot: Impfstoffeinsatz gegen Nutztiersalmonellosen im Rahmen von Bekämpfungs- und Sanierungskonzeptionen. medicamentum, Sonderausgabe für die Veterinärmedizin 1984, 5–8.

[51] Schwedler, H.: Bilanz im Veterinärwesen zu Ehren des X. Parteitages der SED, Mh. Vet.-Med. **36** (1981) 241–247.

[52] Schwedler, H.: Strategie und Taktik der Tierseuchenbekämpfung in der DDR. Vortrag zur WGV-Haupttagung, Berlin 1985.

[53] W. N. Sjurin und W. P. Kapelin: Moderne Entwicklungsarten der antiviralen Vakzinen und Diagnostika. Veterinariá, Moskau **6** (1984) 23–26.

[54] Sondermann, R. und Urbaneck, D.: Die aerogene Rotlaufimmunisierung von Schweinen in der Käfighaltung. Mg. Vet.-Med. **38** (1983) 444–448.

[55] Stewart, D. J.; Clark, B. L.; Peterson, J. E.; Griffith, D. A.; Smith, E. F. und O'Donell, I. J.: Effect of pilus dose and type of Freund's adjuvant on the antibody and protective responses of vaccinated sheep to Bacteroides nodosus. Res. Vet. Sci. **35** (1983) 130–137.

[56] Strohmaier, K.: Neue Wege zur Herstellung von Impfstoffen. Vortrag zum Symposium der Deutschen Akademie der Naturforscher „Leopoldina" 1984.

[57] Tomasi, Th. B.: Die Mechanismen der lokalen Immunität. Der Krankenhausarzt **49** (1976) 181–192.

[58] Urbaneck, D.: Problem der Anwendung nadelloser Impfverfahren in Anlagen der industriemäßigen Tierproduktion. Mh. Vet.-Med. **30** (1975) 900–913.

[59] Urbaneck, D.: Zur Strategie der Immunprophylaxe in der Tierproduktion. Mh. Vet.-Med. **40** (1985) 4–12.

[60] Urbaneck, D.; Schöll, W.; Heinicke, W. und Michael, Margot: Neue Impfstoffe gegen bakteriell bedingte Infektionskrankheiten in der industriemäßigen Rinder- und Schweineproduktion. Mh. Vet.-Med. **31** (1976) 388–390.

[61] Urbaneck, D.; Schöll, W. und Richter, H.: Zur Problematik der oralen Immunisierung beim Schwein. Mh. Vet.-Med. **31** (1976) 175–181.

[62] Urbaneck, D. und Schöll, W.: Anforderungen an Lebendimpfstoffe für den Einsatz in der Veterinärmedizin. Arch. exper. Vet.-Med. **34** (1980) 1–7.

[63] Urbaneck, D. u. von Baehr, R. (1983): Schutzmechanismen gegenüber mikrobiellen Infektionen und Möglichkeiten ihrer Stimulierung durch aktive Immunprophylaxe. Mh. Vet.-Med. **38** (1983) 521–528.

[64] Urbaneck, D.; Bathke, W.; Strey, A. und Erler, W.; Erfahrungen mit dem Einsatz von Immunpräparaten in der intensiven Tierproduktion. medicamentum-Sonderausgabe für die Vet.9Med. 1984, 2–4.

[65] Urbaneck, D.; Schöll, W.; Michael, Margot; Fischer, K. und Klie, Helma: Dessauer Immunpräparate zur Prophylaxe und Bekämpfung der Escherichia coli-Infektionen in der Aufzucht bei Rind und Schwein. medicamentum, Sonderausgabe für die Vet.-Med. 1984, 12–15.

[66] Voigt, A.; Johannsen, U.; Mehlhorn, G.; Urbaneck, D. und Kielstein, P.: Wandlungen der Infektionsmedizin unter den Bedingungen der intensiven Tierproduktion. Mh. Vet.-Med. **36** (1981) 929–933.

[67] Wiktor, T. J.; McFarlan, R. J.; Reagan, K. J.; Dietzschold, B.; Curtis, P. J.; Wunner, W. H.; Kieny, M. P.; Lathe, R.; Lecoq, J. P.; Mackett, M.; Mass, B. and Koprowski, H.: Protection from rabies by a vaccinia virus recombinant containing the rabies virus glycoprotein gene. Proc. Natl. Acad. Sci. USA **81** (1984) 7194–7198.

[68] Wirth, W.: Immunreaktionen nach lokaler und systemischer Antigenapplikation. Therapie Woche **25** (1975) 6765–6775.

[69] Wunner, A.: Rabies subunit vaccines. Adv. in gene technology. Miami Winter-Symposia **20** (1983) 467.

[70] Wittig, W.: Virulenzfaktoren bei tierpathogenen Escherichia-coli-Stämmen. Mh. Vet.-Med. **38** (1983) 721–722.

Heinz Röhrer

Schlußbemerkungen

Herr Präsident,
meine Damen und Herren!

Zugleich im Namen von Frau Albrecht möchte ich herzlichen Dank sagen für die hohe Ehrung, die uns dieses Kolloquium anläßlich unserer runden Geburtstage bedeutet. Wir bedanken uns bei Ihnen, sehr verehrter Herr Pasternak, für die lobende Würdigung unserer Lebensarbeit und bedanken uns bei Ihnen, den Initiatoren und Gestaltern dieser feierlichen Stunden, nicht zuletzt für die musikalische Umrahmung durch Herrn Schröder. Ebenso gilt unser aufrichtiger Dank den vortragenden Herren.

Wenn ich vorerst zu meinem beruflichen Werdegang einige Anmerkungen geben darf, so ist zunächst zu sagen, daß er sich, vor allem in seiner ersten Hälfte, ohne rechten Plan entwickelte, ohne Lenkung und ohne terminliche Bindungen, wie es unter heutigen Bedingungen kaum möglich wäre.

Ich hatte bei Aufnahme des Studiums der Veterinärmedizin, das mir durch die Güte meiner Eltern ermöglicht wurde, die stabile Praxis aurea eines Tierarztes im Auge. Im Laufe der akademischen Ausbildung fesselten mich jedoch die theoretischen Fächer stärker als die mehr praxisbezogenen. Vor allem faszinierte mich die Allgemeine Pathologie der Tiere mit ihren vergleichenden Aspekten, die meisterhaft von dem früh verstorbenen Ernst Joest vorgetragen wurde. Die Neigung zur Pathologischen Anatomie und Histologie, zur Lösung pathogenetischer Probleme ist mir über die Berufsjahre hinweg geblieben, wenn sich auch meine Arbeit schließlich mehr auf den Grenzgebieten zwischen Pathologie und Infektologie bewegte. Daß das Thema meiner Dissertation in das Gebiet der vergleichenden Pathologie gehörte, und übrigens auch das der Habilitation, versteht sich am Rande. Ein Teil der Universitätsferien und der Freizeit in den klinischen Semestern war ausgefüllt mit der Materialsammlung und Vorbereitung zur Promotion, so daß diese nahezu gleichzeitig mit dem Abschluß des Staatsexamens erfolgen konnte. Der Wunsch, den während des Studiums wachgerufenen wissenschaftlichen Ambitionen nachzugehen, legte mich letztendlich auf eine ständige Institutsarbeit fest, freilich immer in sinnvoller Fühlung mit den jeweiligen Erfordernissen der tierärztlichen Praxis.

Der Start ins Berufsleben 1928 als sogenannter „wissenschaftlicher Hilfsarbeiter" in Landsberg war in gewisser Weise bezeichnend für das, was später immer wieder auf mich zukam. Nach nur wenigen Wochen der Einarbeitung durch den kurzfristig versetzten Oberassistenten hatte ich die diagnostische Arbeit, für die stellenplanmäßig zwei Hochschulkader vorgesehen waren, allein zu verrichten. Mehr aber belastet war ich dadurch, daß mir, um den Anforderungen einigermaßen gerecht werden zu können, intensives Selbststudium blieb, wenn ich von dem absehe, was ich dem Tun der technischen Assistentinnen abgeguckt habe. Das war ein hartes Brot, aber eine gute Übung für die Zukunft, denn ich lernte bald, daß autodidaktisches Arbeiten kein Mangel zu sein braucht, im Gegenteil. Darunter gelitten hat die mir eigene Freude an produktiver Tätigkeit nur selten, vor allem dann nicht, wenn mir über die normalen Arbeitsaufgaben hinaus noch freie Zeit für wissenschaftliche Eigeninteressen blieb. Wohl immer standen die letzteren auch im engen Zusammenhang mit den ersteren. Höchst dankbar bin ich den Chefs, die mir ein solches Arbeiten ermöglichten und mich in jeder Weise förderten. Ich habe überhaupt von meinen Vorgesetzten manches gelernt, wie man es als Chef machen muß, aber auch was man nicht tun sollte. Trotzdem sind bei mir manche Fehler nicht ausgeblieben als ich selbst verantwortlicher Leiter war. Andererseits hatte ich später dem einen oder anderen früheren Chef so manches abzubitten.

Ich habe nie planvoll nach einer bestimmten Position gestrebt. Vielmehr hatte ich das große Glück, sich unerwartet bietende Gelegenheiten zu neuen Aufgaben ergreifen zu können. Es machte mich froh, wenn mir auf diese Weise durch die Fachpotentaten Anerkennung widerfuhr und ich habe mich über die mir zuteil gewordenen Ehrungen aufrichtig gefreut, wenn ich sie auch weder erwartet noch gesucht habe. Dabei blieb immer wieder der Eindruck, daß andere mehr von mir hielten, als ich es selber konnte.

Einmal habe ich mich um Arbeit beworben, und zwar nach dem Chaos des Kriegsendes. Ich mußte nach einem geeigneten Unterhalt suchen, um meine damals große Familie ernähren zu können. Ab Herbst 1945, nach Beendigung der Demontage des Riemser Instituts und nach einer kurze Zeit improvisiert ausgeübten tierärztlichen Praxis, kam es zu einer mehrjährigen fruchtbaren Zusammenarbeit mit dem Asid-Serum-Institut, dem heutigen VEB Institut für Impfstoffe Dessau. Eine Zusammenarbeit, an die ich mich stets dankerfüllt erinnern werde. Es war gleichzeitig der Einstieg in die zweite Hälfte meines Berufslebens. Die vom Serum-Institut nunmehr gestellten Aufgaben waren weniger wissenschaftlicher als mehr organisatorischer und technologischer Art. Sie bedeuteten für mich eine Herausforderung. Viel tatkräftige und psychische Unterstützung war vonnöten und ich erhielt sie in diesen ersten Nachkriegsjahren vor allem von der OSMAiD und von der DWK, später von Partei und Regierung sowie von den wissenschaftlichen Akademien, denen ich angehöre. Es ist mir ein wirkliches Bedürfnis und erwünschter Anlaß, hierfür meinen herzlichen Dank zum Ausdruck zu bringen.

Ich erinnere mich sehr, sehr gern an die damaligen Möglichkeiten nahezu völlig unbürokratisch und großzügig arbeiten zu können. Und es war wie immer in meinem Berufsleben: Ein gutes Arbeitsklima bedeutete ein hochgradiges Stimulans. Natürlich gab es auch Sorgen, diffizile Situationen und schlaflose Nächte. Aber es ging beinahe immer alles gut, wobei meine Schutzengel oft genug Hilfestellung geben mußten, später vor allem meine Riemser Mitarbeiterinnen und Mitarbeiter, denen ich ebenfalls an dieser Stelle meinen großen Dank sagen möchte. So manche von ihnen sind schon nicht mehr am Leben.

Die Leitung der Riemser Einrichtung hatte ich übernommen, auch in der stillen Hoffnung, wieder an systematische und kontinuierliche wissenschaftliche Arbeit heranzukommen. Diese Rechnung ging vorerst auf, dank der Entlastung von manchen organisatorischen und administrativen Dienstleistungen durch Verwaltung und Technische Abteilung. Mit den Jahren zeigt sich freilich, wie mir ein sowjetischer Kollege voraussagte, daß für eigene experimentelle Arbeit schließlich keine Zeit mehr vorhanden war. Sie mußte über Mitarbeiterinnen und Mitarbeiter umgeleitet werden. Für die Befriedigung kultureller, musischer Bedürfnisse gab es kaum noch Raum. Das Manko an persönlicher Hinwendung zur Familie wurde immer größer; ich bin meiner Frau und meinen Kindern höchst dankbar dafür, daß sie das jahrelang hingenommen haben. Das änderte sich zum Glück mit dem Erreichen der Altersgrenze. Nach der Emeritierung verblieben mir dann in Erfüllung vertraglicher Verpflichtungen Arbeiten im literarischen Bereich, wobei sich besonders dadurch Probleme ergaben, daß der mehr oder weniger freiwillig gewählte Alterssitz eine sehr ungünstige Verkehrslage zu den wissenschaftlichen Zentren der Republik hat, von den Quartierschwierigkeiten ganz zu schweigen. Oft erinnerte ich mich in diesen ersten Jahren des dritten Lebens an das bekannte Wort von O. Wilde: „Die Tragödie des Alters besteht nicht darin, daß man alt ist, sondern, daß man jung ist". Dieser bitterernsten Wahrheit sei gegenübergestellt die Anekdote von einem recht betagten bayerischen Prinzregenten. Dieser trifft auf einer seiner Ausfahrten einen etwa gleichaltrigen, würdigen Greis der Landbevölkerung und fragt: „Wie geht es Ihnen?" und bekommt zur Antwort: „Körperlich geht es, aber geistig werden wir alle allmählich alt und gebrechlich." Darauf der Fürst: „Davon merke ich gar nichts", worauf der Alte sagte: „I a net, aber die Leit merkens, die Leit, dös darfst Du mir glauben."

Soweit die Anekdote und so ist es wohl auch. Neben anderen Unzulänglichkeiten des Alters ruft gerade das allmähliche Nachlassen des Namens- und vor allem des Kurzgedächtnisses zunehmend Unbehagen hervor. Dieser Mangel hat freilich auch sein Gutes. Man vergißt relativ rasch auch Schlechtes. Bittere Erfahrungen bleiben bald zurück. Das Denken daran trübt letztendlich jedoch nur wenig die schönen Erinnerungen an ein Berufsleben, das nicht viel anders noch einmal gelebt werden könnte. Man findet sich auch rückblickend damit ab, daß nicht alle Blütenträume gereift sind.

Ich bin froh darüber – quasi als Zeuge des Jahrhunderts – miterlebt zu haben, wie Schritt für Schritt, wichtige Infektions- und Invasionskrankheiten von Mensch und Tier weltweit unter Kontrolle gekommen sind. In den heutigen hochinteressanten Vorträgen ist das bisher Erreichte anschaulich beschrieben, die Problematik dargestellt und die Perspektiven für weitere Fortschritte aufgezeigt worden. Vieles war dem Emeritus neu. Wir erleben seit etwa 15 Jahren eine sich rasant entwickelnde und sich immer breiter fächernde immunologische Forschung, deren Früchte im Detail kaum von unmittelbar Beteiligten überschaut werden können, geschweige denn von einem alten Kopf. Deshalb bin ich für die jeweils konzentrierten Darstellungen sehr dankbar.

Beeindruckt hat mich das von Herrn Hiepe Vorgetragene über das Vorankommen bei der spezifischen Bekämpfung der Parasitosen. Entwicklungen auf diesem Gebiet begegnen überaus großen Schwierigkeiten, insbesondere wegen der Komplikationen durch Immunkomplexe. Die relativ günstige Situation, an der Sie und Ihre Mitarbeiter mit experimentellen Forschungen wesentlich beteiligt sind, verdient hohe Beachtung. Die Möglichkeit einer passiven Immunisierung der Helminthosen bedeutet einen großen Fortschritt. Ich habe immer zu denen gehört, die für Bekämpfung und Erforschung parasitär bedingter Krankheiten mehr Raum gewünscht haben und ich habe mich auch dafür eingesetzt. Das gilt besonders für die parasitologische Forschung auf dem Gebiet der Veterinärmedizin im Blick auf die enormen Schäden, die durch die Parasitosen weltweit der Tierproduktion entstehen. Die Tilgung der großen Parasitosen würde, wie ich aus einem Ihrer Vorträge, verehrter Herr Hiepe, weiß, zusätzliche Nahrung für die 40 Millionen Menschen bedeuten, die heute jährlich noch immer den Hungertod sterben. Ich bin sicher, daß Sie mit Ihrem Team das Ihnen Mögliche tun werden, um den gesteckten Ziel näher zu kommen. Ich bedanke mich ganz herzlich für Ihren Vortrag, verehrter Herr Hiepe.

Ebenfalls großen Dank weiß ich Ihnen, verehrter Herr Dittmann für Ihre Ausführungen, denen die großen Erfahrungen und der Gesamtüberblick des an zentraler Stelle tätig gewesenen Epidemiologen zu Grunde liegen. Aus der stolzen Bilanz geht hervor, daß die eindrucksvollsten Fortschritte in der Bekämpfung der Infektionskrankheiten des Menschen auf Pflichtimpfungen basieren, auf flächendeckender Immunisierung der empfänglichen Population. Es ist auch die Erfahrung der Tierärzte, daß hierin der richtige Weg zur Tilgung von Seuchen zu sehen ist. Zweifellos stehen dabei wirksame Impfstoffe im Vordergrund, sofern ihre Leistungsgrenzen vor dem Einsatz entsprechende Berücksichtigung gefunden haben. Vielfältige Infektionsspektren, Variabilität der Erreger, Mischinfektionen oder andere Gründe stehen bei einer Reihe genannter Infektionen dem Bemühen um einen lückenlosen und dauernden Impfschutz entgegen. Viele Ansatzpunkte für immunologische Forschungen sind erkennbar und aufgezeigt worden. Man kann erwarten, daß eine Aufhellung der Struktur der Gene des Influenzavirus und ihrer Variabilität zu einem wirkungsvolleren spezifischen Schutz, der Pflichtimpfungen erlaubt, führen wird. Das Streben nach weiterer Verbesserung und Vervollkommnung der Impfstoffe ist und bleibt das Anliegen der Forschung. Herr Dittmann hat das noch einmal nachdrücklich in seinem Vortrage ausgesprochen. In der Perfektionierung mancher Vakzinen liegen Hebel auch zur Erhöhung der Effektivität der Tierproduktion.

Die Entwicklung neuer Impfstoffe ist eine wichtige aktuelle Aufgabe, die Sie sich, lieber Herr Urbaneck, mit Ihren Mitarbeitern im Institut für Impfstoffe Dessau seit einigen Jahren gestellt haben. Es ist eindrucksvoll zu hören, welche neuen Möglichkeiten sich zur Automatisierung der Impfstoffherstellung, zur Erleichterung des Impfgeschäftes und zur Verstärkung der Immunität jetzt ergeben. Besonders gewichtig scheint mir in diesem Zusammenhang die biosynthetische und chemosynthetische Darstellung von Antigenen zu sein. Meines Erachtens führt eine der durch die Entdeckung der Gentechnik geöffneten Türen zu einer grundsätzlichen, vielleicht epochalen Wende in der Technologie der Vakzineherstellung. Zum Beispiel ist mit der vor 3 – 4 Jahren erfolgten biosynthetischen und chemosynthetischen Entwicklung des für die Immunität bei MKS kompetenten Antigens, des VP 1 der Hülle des Virions, ist ein ganz neuer Weg eingeschlagen worden. Die Erkenntnis, für die VP 1-Synthese die RNS-Information über Plasmide von E. coli verwenden zu können, kann nicht hoch genug bewertet werden. Auf diese Weise wird das immunisierende Antigen in beliebiger Menge verfügbar. Es hat gegenüber dem bisher gebräuchlichen Rohstoff für die MKS-Vakzine entscheidende Vorteile. Es fehlt dem neuen Antigen bei stabilem immunisierendem Effekt jede Infektiosität. Das Antigen ist temperaturresistent und damit auch in den Tropen einsatzfähig, was für die herkömmliche Vakzine ohne weiteres nicht möglich ist. Wenn es gelänge, auch Plasmide zu produzieren, die genetische Informationen für mehrere Subtypen darstellen, könnten auch polyvalente MKS-Vakzinen hergestellt werden. Die zur gleichen Zeit wie die Biosynthese in einer anderen Einrichtung gelungene Chemosynthese des VP 1 ist ein merkwürdiger Zufall. Welches der beiden Verfahren sich technologisch am besten zur Gewinnung des Antigens und zur Vakzineherstellung eignet, wird zur Zeit diskutiert. Es wird wohl kaum damit zu rechnen sein, daß eine MKS-VP 1-Vakzine vor der Jahrhundertwende für flächendeckende Immunisierung zur Verfügung stehen wird. Vor der Praxisreife muß eine Fülle von Fragen geklärt sein. Soviel scheint schon heute sicher, daß das von Friedrich Loeffler entdeckte MKS-Virus wieder einmal als Modell für andere Virusarten wird dienen können.

Ich darf mich noch einmal herzlich bei den Herren Vortragenden bedanken. Aus ihren Ausführungen war zu entnehmen, wie man allenthalben bemüht ist, wissenschaftlichen Vorlauf, angewandte Forschung und Umsetzung der Erkenntnisse in die Praxis zu verbinden. Möge es so bleiben.

Ich möchte schließen mit einem Zitat von dem Mitglied unserer Akademie Cajal, der in den zwanziger Jahren schrieb: „Ein Denkfehler, den man mit allen Kräften bekämpfen sollte, besteht darin, daß man fälschlicherweise zwischen theoretischer und praktischer Wissenschaft unterscheidet und dabei letztere lobt und preist, während man erstere geringschätzt. Dieser Irrtum verdirbt unbewußt die Jugend, die infolgedessen jede uneigennützige Untersuchungsarbeit zu scheuen beginnt“.

ISBN 3-05-500 015-3
ISSN 0138-3965

FSC
www.fsc.org
MIX
Papier | Fördert
gute Waldnutzung
FSC® C083411

Zeitfracht Medien GmbH
Ferdinand-Jühlke-Straße 7
99095 Erfurt, Deutschland
produktsicherheit@kolibri360.de